《抗癌鬥士故事系列16》

翻轉癌症，抗癌力大躍進

財團法人台灣癌症基金會 編著

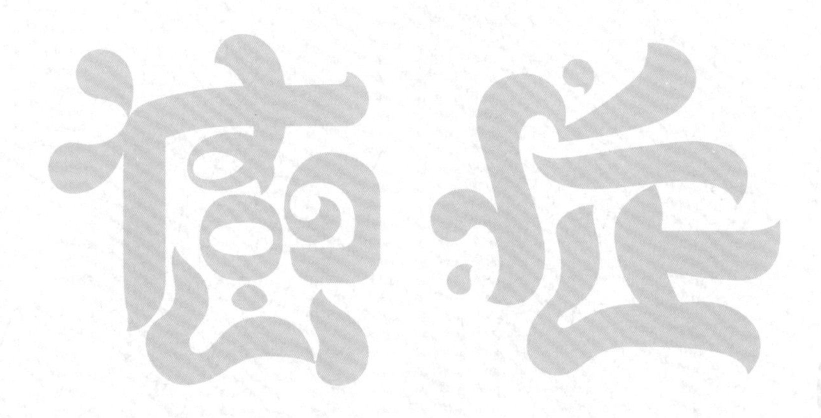

「翻轉」癌症，感恩欣喜（感欣）

我們都在克服那些看似不可能的機率！
疾病是生命的轉彎，感恩活在當下，
為自己走過的每一步欣喜。
這種信念就會像漣漪一樣，不斷向外擴散，
穿越過時空，甚至世代。

設計／世界第一個漢字翻轉發現者 林國慶老師

經歷衝擊而被翻轉的人生，
像是將句點化為逗點，
象徵生命的延續，也見證重獲新生的勇氣。

癌症，已不再代表終點，
而是人生旅途的轉捩點。
找回失掉的勇氣後，大步走向更遠的未來。

「抗癌鬥士」獎座意涵

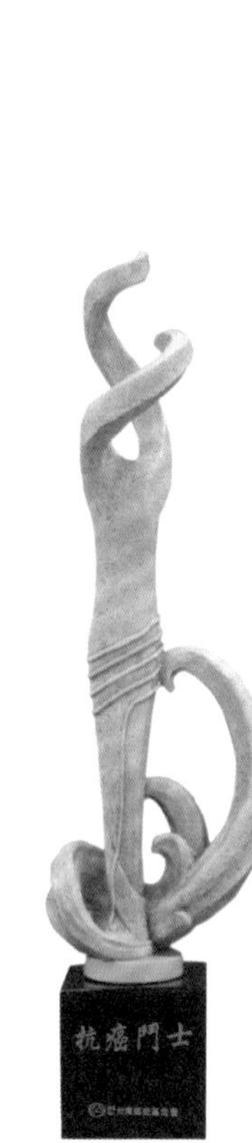

台灣癌症基金會為表達對抗癌鬥士與癌奮戰精神的最高敬意，特請藝術家設計出極富意義且兼具藝術意涵的獎座。

一、主體造型

為聳立於波濤洶湧海浪之中挺拔人像，象徵著癌友堅韌生命力，即使在驚濤駭浪中，仍不畏艱難，昂然挺立，不被擊倒。軀幹纏繞的繩索，寓意著曾被疾病綑綁的身軀，或許曾被病魔所困，卻能與癌和平共處，進而化為點綴生命的註記。主體造型頂部為舞動的雙臂，壯碩而有力，猶如與病魔的搏鬥操之在己，奮力掙脫出癌病的綑綁，舞出最美麗與自信的人生，再度成為自己生命的主人。

二、材質意涵

堅若磐石的材質，象徵堅毅與永恆，猶如抗癌鬥士堅忍不拔與永不放棄的精神。米白素色，象徵重新的生命，任由每位抗癌鬥士自由揮灑，做自己生命的彩繪家。

目次

目次

專家篇

翻轉癌症，抗癌力大躍進

總序

堅守25　打造無癌希望工程

台灣癌症基金會自一九九七年十二月成立至今整整二十五年，一步一腳印，不僅深入校園和社區，推動癌症預防教育，幫助國人遠離癌症的威脅，更持續對罹癌病友提供全方位的專業照護與服務，去除對癌症的恐懼與迷思，讓民眾從避諱去談，轉變為對自我健康的關注與管理，提升了國人對癌症防治的重視。

記得創會之初，我們全心投入癌症預防的宣導，也與彭汪嘉康副董事長、賴基銘執行長，積極奔走推動「癌症防治法」，並在一九九九年就開始宣導「天天5蔬果」、「蔬果彩虹579」蔬果飲食防癌觀念，在二〇一二年更發起「全民練5功．防癌就輕鬆」口號，呼籲民眾落實「蔬果彩虹579」、「規律運動」、「體重控制」、「遠離菸檳」、「定期篩檢」五項健康生活守則，以降低國人癌症發生率。

除了防癌的宣導，關懷癌友、照護癌友，更是基金會近十年來的工作重點。基金會在南、北兩地成立「癌友關懷教育中心」，並銜接全國各大醫院癌症資源中心，建構癌友服務網絡。基金會更在二〇一五年通過「ISO 9001癌友關懷服務品質管理系統驗證」，建立標準化的癌友關懷服務流程，以專業的團隊、貼心的服務，陪伴癌友走過艱辛的抗癌路。

今年抗癌鬥士專書《不只存活，還要樂活：翻轉癌症，抗癌力大躍進》中，除了十位抗癌鬥士的故事外，專欄以「翻轉癌症」的概念為主軸，邀請各領域的專家從癌症的預防，接續探討癌症治療中需要正視的重要決定，最後談及罹癌後不只要活得久，更要活得快樂，過著有品質的生活，希望多元的觀點，能夠讓癌友及家屬們有所共鳴。

走過四分之一世紀，基金會始終踩著堅定步伐，堅持不懈的向前，看著台灣癌症基金會逐漸茁壯，能夠身在其中跟大家一起努力，金平覺得很感恩也很感動。未來我們仍將一本初衷，不敢懈怠，牢記創立宗旨：推廣全民防癌教育、促進癌症研究發展、推動癌症防治政策、提升民眾對於癌症防治的正確認知、落實癌友關懷服務等，秉持「熱愛生命　攜手抗癌」的理念，持續朝著「癌症不是絕症」、「癌症可以預防」，打造無癌希望工程的目標邁進。

財團法人台灣癌症基金會董事長　王金平

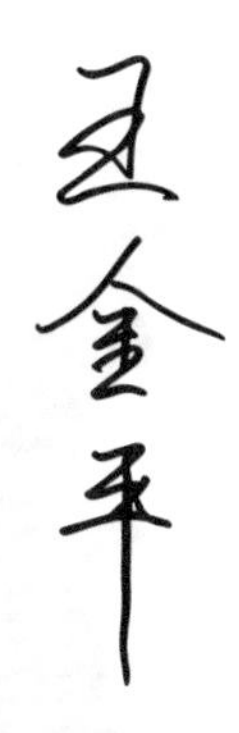

編前語

讓罹癌從生命的句點 翻轉成人生的逗點

今年是第十六屆十大抗癌鬥士的選拔，同時也是台灣癌症基金會成立二十五周年。回顧二十五年一路走來，基金會從推動「天天5蔬果」全民飲食防癌運動，將蔬果防癌的醫學原理，以民眾容易瞭解的語言及最貼近民眾的方式，強力宣導防癌必須從蔬果飲食，及建立健康生活型態的方式做起。後續更推出整合性防癌觀念「全民練5功 防癌就輕鬆」，鼓勵民眾落實「蔬果彩虹579」、「規律運動」、「體重控制」、「遠離菸檳」、「定期篩檢」，以降低百分之六十至七十的罹癌風險，很高興這幾年已成為民眾耳熟能詳的健康守則。

癌症的時鐘仍然不斷地加速，台灣每年癌症新診斷個案已超過十二萬人，但隨著醫療技術的進步和癌症藥物的快速研發，癌症的死亡率已呈現平穩且微幅下降的趨勢。民眾對於癌症的觀念也從「癌症是絕症」到「癌症只要早期發現、早期治療，甚至是可以治癒的」、「癌症可望成為慢性病，可以和癌症長期和平共處，過著有品質的生活」，這些認知上的「翻轉」得力於政府相關政策的推動，與民間癌症組織的長期配合，提升了民眾對癌症的正確認知和警覺，在在提高了癌症防治的成效。

這些年來，台灣癌症基金會投入許多資源提供癌友從醫護諮詢、營養指導、心理諮商等全方位的專業諮詢和服務，精準地提供癌友和家屬所需的各項資訊及「一次到位」的服務，同時發展數位化的服務與癌友學習平台，透過與全國各大醫院癌症資源中心，及不同癌別病友團體的網絡連結，提升了服務癌友的量能，陪伴無數癌友走過艱辛的抗癌路。每年的十大抗癌鬥士選拔，除了將鬥士們撼動人心的抗癌故事集結成書外，更重要的是讓這些抗癌鬥士們能持續在社會的各個角落，分享突破逆境的正能量，散播溫暖與愛。我能夠參與抗癌鬥士們的生命之旅，心中感到無比榮幸。

今年抗癌鬥士專書以《不只存活，還要樂活：翻轉癌症，抗癌力大躍進》為名，從癌症可預防、治療的選擇、癌後的心理調適、重要決定的思考和規劃，如：生育保存問題、擔心復發到回歸正常生活、重返職場，最重要的是罹癌後不只要存活，還要樂活，每一章節前，安排名人訪談引導讀者進入主題，翻轉民眾對於癌症的制約想像，減少內心的不安和恐懼，看見希望，是本書想要與讀者分享的主軸。

罹癌之於人生，過去被認為是生命的句點，然而現已翻轉為人生的逗點，歷經癌症的洗禮，在癌後人生中將繼續勇敢前行，活出更精彩不凡的生命！

財團法人台灣癌症基金會執行長　賴基銘

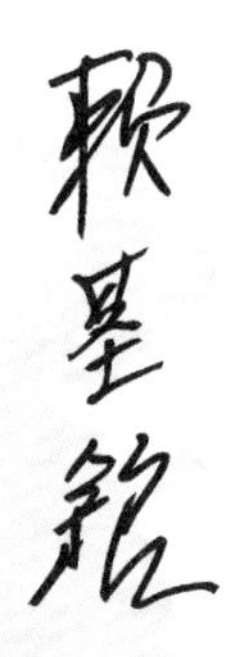

各界溫暖的祝福

薛瑞元——衛生福利部部長

癌友翻轉人生逆境，重啟生命的精彩篇章！

薛瑞元

彭汪嘉康——中央研究院院士、台灣癌症基金會副董事長

抗癌之途，越挫越勇！

彭汪嘉康

蔡惠芳——三軍總醫院社工師／諮商心理師、台灣心理腫瘤醫學學會理事

罹癌的印記，曾經讓你們陷落在慌亂、沮喪、自責及無助裡，直到你們決心用勇氣、信念及堅韌發聲，終於刻畫出鬥士的圖騰，帶著驕傲，無懼地宣示著：「這就是我！」

蔡惠芳

王新芳——羅東博愛醫院腫瘤中心顧問

人生，每個階段都有不同的情境，如何謹慎地面對當下，避免不必要的風險，你將會在每年生日接到勳章，讓生命的精彩活在癌症發現前！

溫信學——中華民國醫務社會工作協會理事長

治療方式在你們身上留下深邃印記，堅毅勇氣和熱愛生命則成為你們抗癌歷程的標配，你們克服罹癌挑戰，使我們體會到健康的可貴、親情支持的美好，與永不放棄懷抱希望的韌力。

簡文仁——社團法人中華肌內效協會理事長

醫療越來越進步，治療癌症從一網打盡到標靶到精準，對病人身體的影響已越來越小，對病人心裡的震撼性也越來越輕，但不可否認，對生活的侵擾仍然很大。「生的病」好控，「生了病」難纏，如何在生了病之後，還能微笑面對享受生活，是抗癌鬥士們立出的榜樣，也是我們每一位癌友努力的目標。

平路——作家

每一個片刻都是老師，生命總是給我們恰恰好的老師。——《間隙》

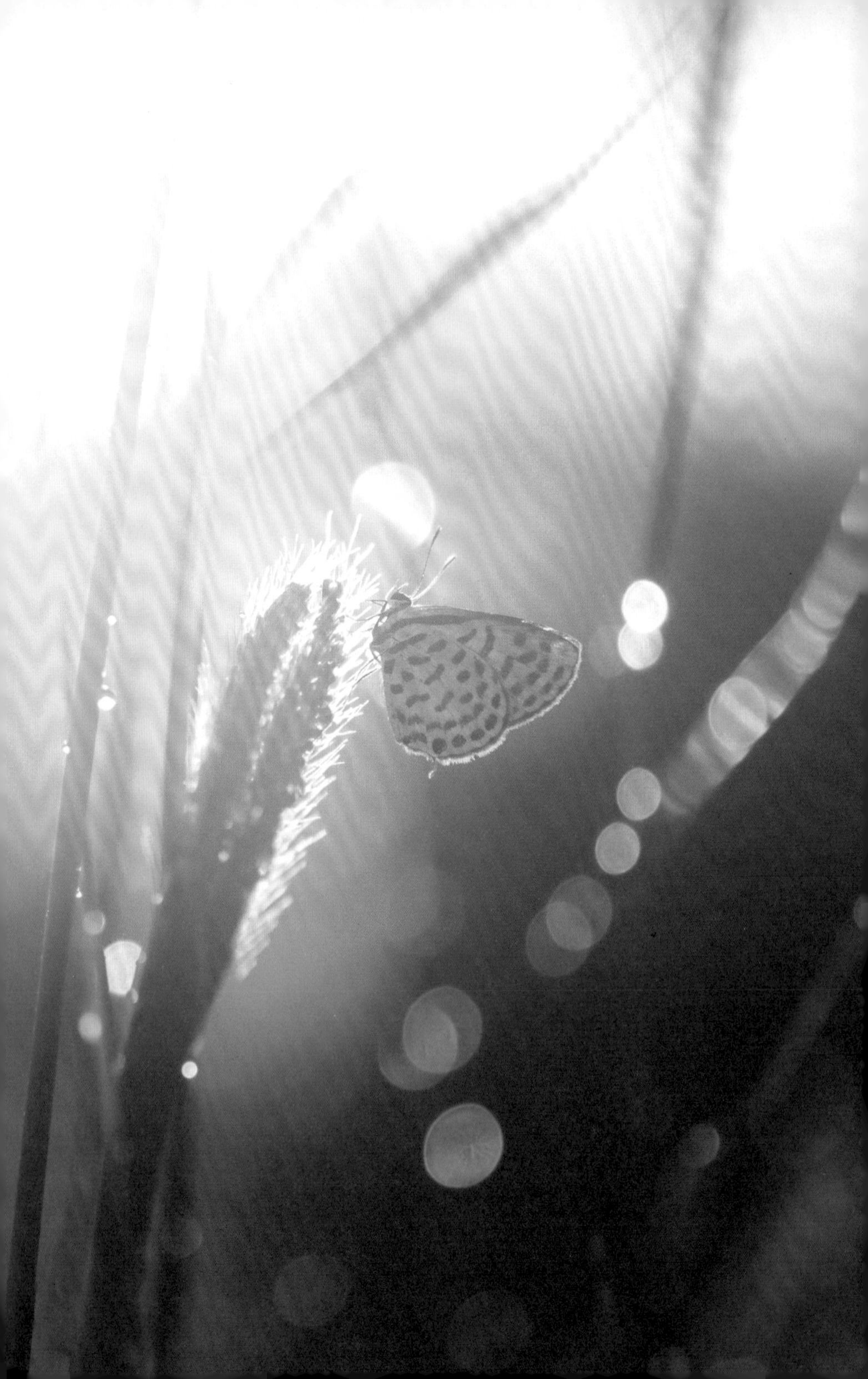

〔鬥士篇〕

癌後人生，勇敢前行，十位抗癌鬥士的生命故事

面對人生的衝擊，或許曾經感到迷惘、絕望，即使身處低谷也仍展現生命的強韌，將艱辛化為人生的逗點，大步邁向光明的未來，編寫人生的精彩。

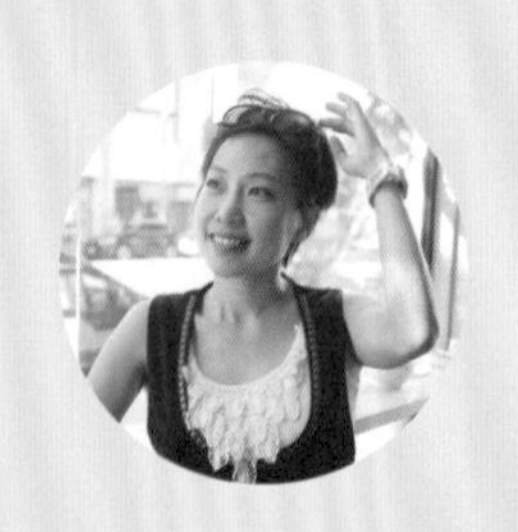

人生千變萬化，
而不變的是盼望。

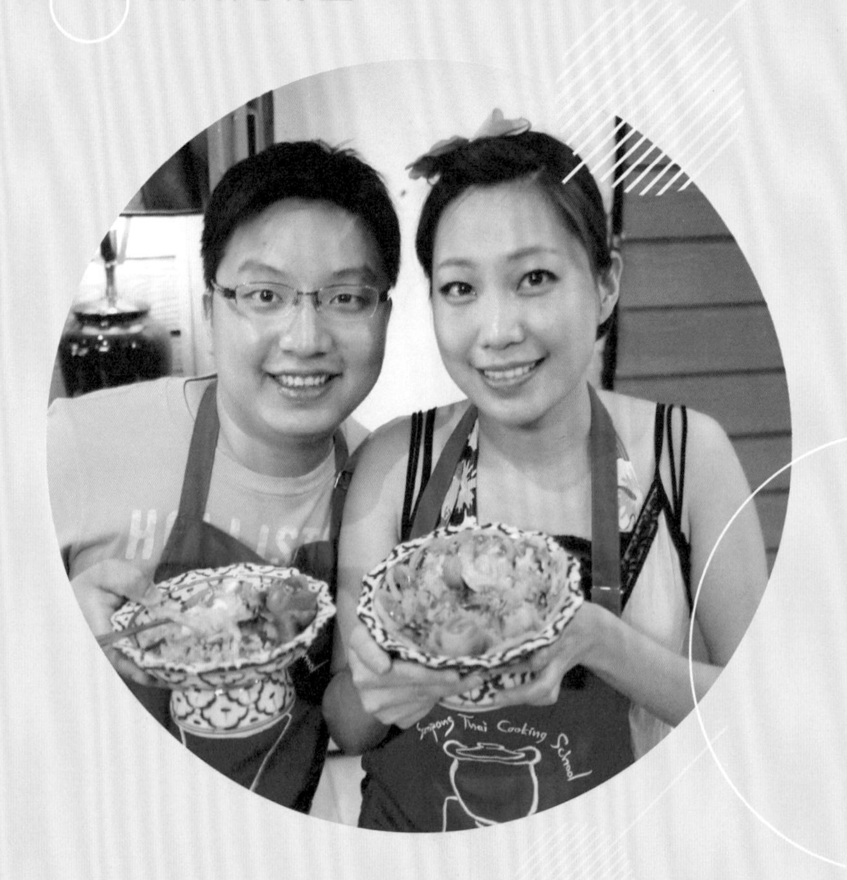

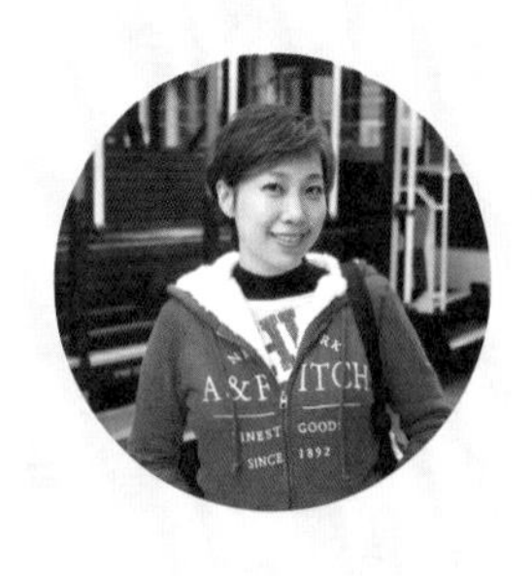

01 被愛填滿，黑暗後重見光明

——林宗熙

卵巢癌
診斷時間：2016年8月

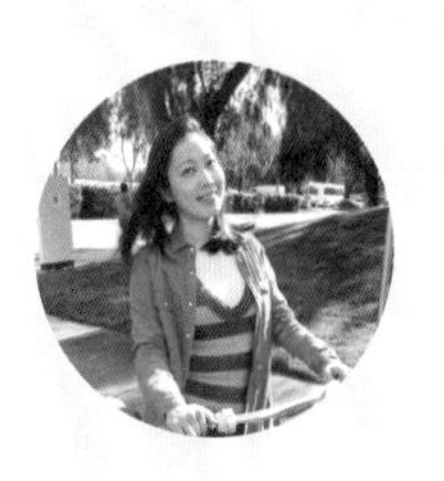

「妳有幾個小孩？」到了這個年紀，最常被問起這個問題。

人生最珍貴的事情之一，就是創造生命，但是天總是不從人願。

備孕中罹癌，成為母親的願望就此夢碎

除了護理師的身分，我還是一名正在備孕、期待擁有四口之家的普通女孩，然而，優先來到的消息，並不是胚胎成功著床，而是腫瘤。備孕期間，發現左側卵巢有八公分的巧克力囊腫，且來者不善。

自此，我開始走向與同齡人不同的道路。

也許是醫護背景的關係，得知罹癌的過程既真實又虛幻，彷彿主治醫師是在跟另一個人對話，而我是站在身旁的醫護人員。

「……所以我建議手術切除。」我回過神來，打算馬上接受手術，結果人生第一次住院就被退貨了。

「如果切除手術中發現腫瘤侵襲嚴重，需要摘除生育器官，還要做腸造廔口……。」

原本已經做好心理準備面對治療的我，腦海中頓時充滿顧慮，也先暫緩手術的進行，與先生討論後，帶著走鋼索般的心情，開始取卵做胚胎。

取卵的期間長達一個月，每天打排卵針、經歷無數次的抽血、忍受陰道超音波的不適，摸著因排卵藥物而腫脹的小腹，期待濾泡成熟數量足夠到可以順利取卵。

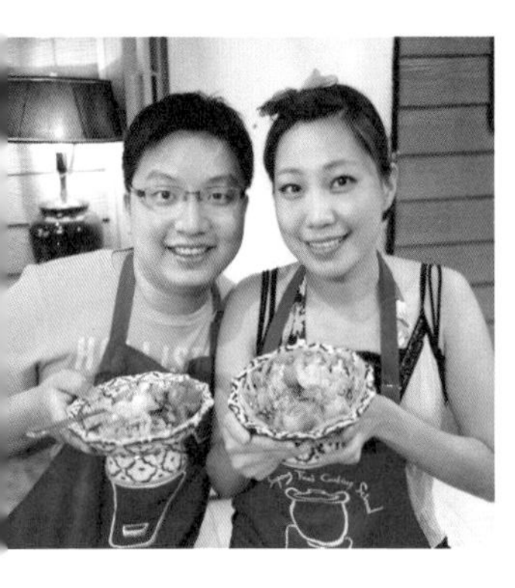

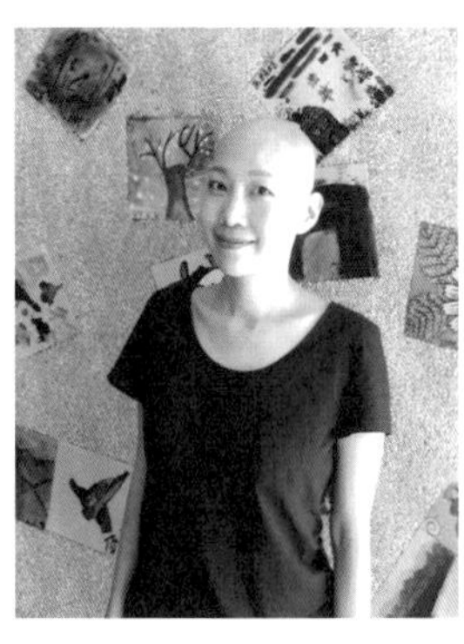

1 2

1、2015 年生病前，和先生在泰國認識，每年都會去玩，這次去學做菜。
2、2016 年治療中，跟父母去踏青的獨照。

「辛苦過後懷上的寶寶會更可愛。」我安慰自己。

手術歷經八個小時之久，醒來的當下，仍可以感覺身上佈滿醫療管路，還有手握只有大手術才會裝上的疼痛控制器，也多了一道恥骨到肚臍的傷口。此時不用主治醫師宣判，我已經知道罹患惡性腫瘤，生育器官皆已摘除，想成為母親的願望就此落空。

那時即使精神不好，仍能感受到每當我一睜開眼、吞口水、只是輕微移動身體，那個不擅長照顧人的先生，就會從陪病床跳起來關心我：「是不是渴了？餓了？哪裡不舒服？」

果真患難見真情，連家裡衛生紙放哪都不知道的先生，居然可以無微不至的貼心照護，之後每一次的住院化療，他也不曾缺席，謝謝我的神隊友，讓生病過程的痛苦，被愛撫平、填滿。

接受並對話，與副作用和平共處

化療的副作用是癌症療程裡最大的挑戰。即便身為醫護人員，多少瞭解一點化療的過程，但還是對衛教手冊裡，無論是掉髮、手腳麻痛無法行走，甚至嘔吐到營養不良等林林總總的副作用，感到害怕。

再怎麼恐懼，第一次化療的日子也總會到來。當我開始化療，晚上痛到無法入眠、肌肉痠痛到咀嚼和側睡都有困難、時不時因為癌因性疲憊，讓我瞬間斷電睡著等副作用，不勝枚舉，深深困擾著我的生活。

我試過很多方法緩解我的副作用，但以我的經驗，最有效的方式是——默念三遍「這不是副作用！」當你接受它並且和它對話之後，就相安無事，每打完一次化療，就告訴自己又升了一個年級，六年級畢業典禮很快就會到來。

化療的經驗，讓我面對再困難再辛苦的事情，都能心懷希望、大步向前，因為我知道，一切都會過去，總會看見黑暗後的光明。

不能捐血，那就捐髮吧！

面對化學治療的外貌改變，取下遮擋光頭的髮帽，自尊同時也被取下了。

幸好現在有很多社會資源可幫助維持身體形象，現在也有基金會可以租借假髮，甚至提供裝扮建議，讓病友們繼續維持原來的樣貌。

治療或許會改變一個人的外表，卻同時也雕塑著內在堅強的心智。享受這輩子皮膚好到沒朋友的巔峰狀態，欣賞褪去毛髮後的五官，才發現自信美是最難能可貴的好看。

生病之前，我每三個月會固定安排捐血，因為從事醫療工作，明白血庫穩定的重要性。看著血袋裝滿熱呼呼的兩百五十毫升全血，心裡感到很踏實。生病之後，我知道我「一輩子都不能捐血」，心中不免感到失落。

「既然不能捐血，那就捐髮吧！」化療結束後，頭髮也漸漸地長了出來。頭髮也是生命中很重要的一環，雖然不像手術中需要輸血救治，但有了假髮可以維持形象，進行生活中大小事。很開心我找到可以奉獻的另一條道路。

感謝生病把我們連在一起，即便走不出生命長度、當不了媽媽，卻開拓生命的寬度，也喜歡上現在的自己，一路上認識很多有趣的病友，發現許多想做卻一直沒完成的夢想清單，對事物的看法越發新鮮，如果能重來，我希望旅程的第一天就放開手好好體驗人生。

1 2
3 4
5

1、愛上空中瑜伽。
2、2017 年化療結束，跟姪子玩積木。
3、2019 年陪先生去美國面試。
4、2018 年出國，泰國民宿內。
5、2019 年在輕井澤購物遇到下雪好開心。

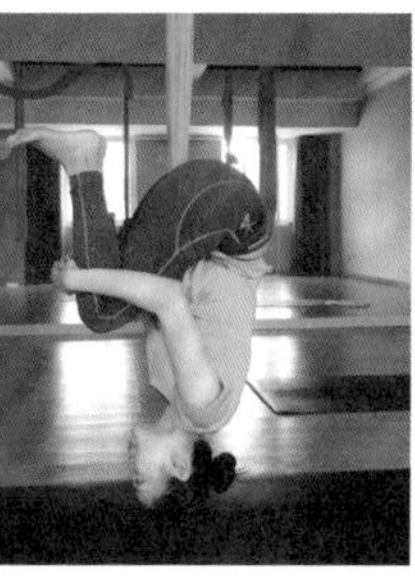
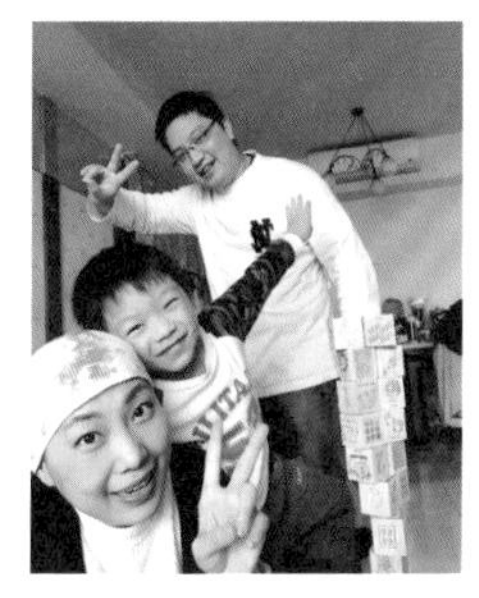
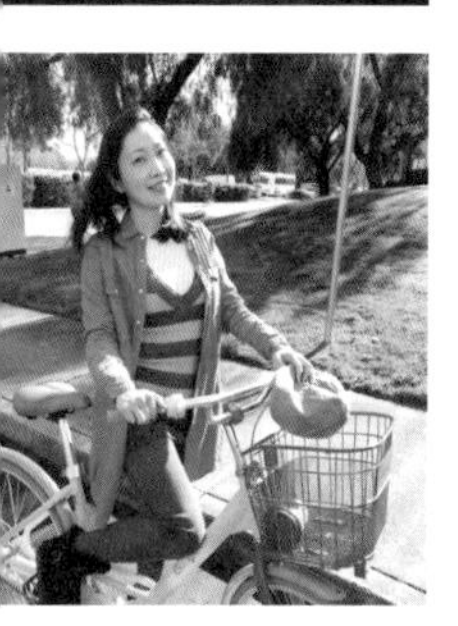
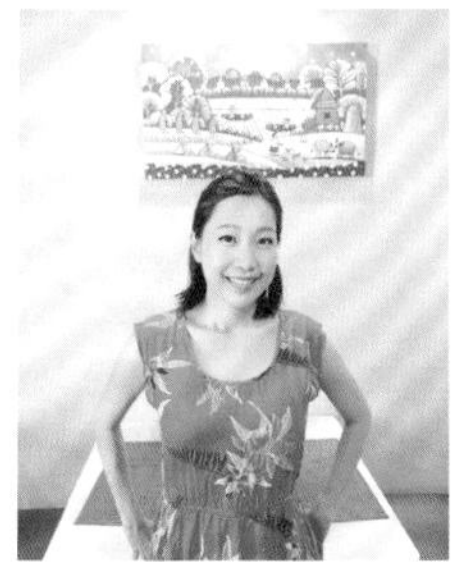
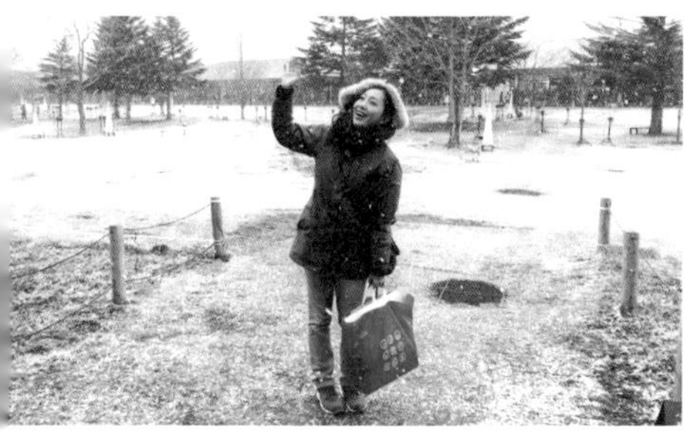

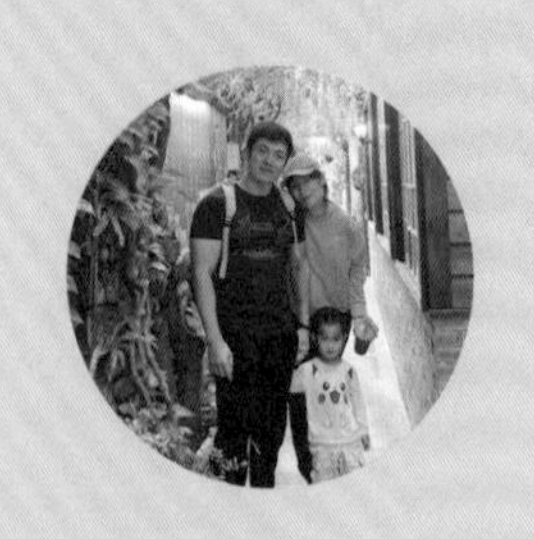

很多時候不是看見結果才相信，
而是相信了，才會看見結果。

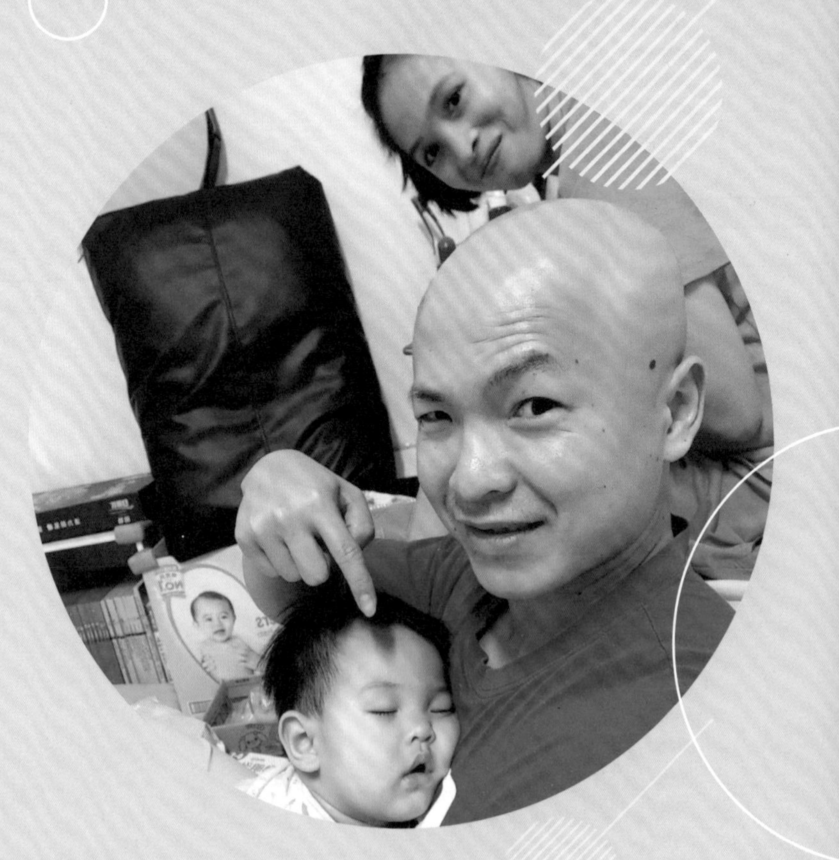

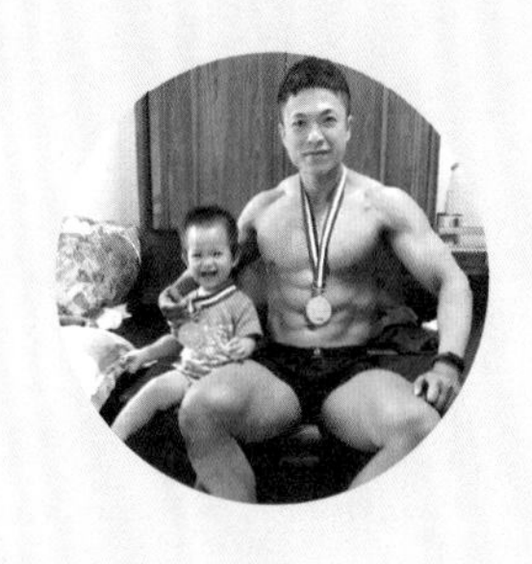

02

即使深陷困境，也絕不放棄

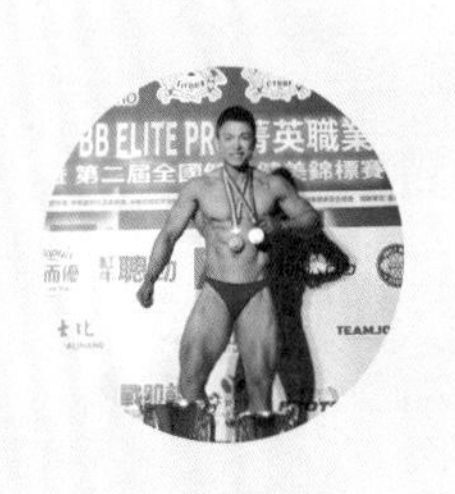

——黃昱清

淋巴癌
診斷時間：2019年8月

二〇一九年一月開始，當時發燒、鼻塞等感冒症狀相繼出現，持續半年之久，也日漸嚴重……。

身體的不適，終於有了解答

上顎不小心被雞塊劃傷，產生了微紅的小傷口，也不以為意，卻沒想到小傷口越來越嚴重，最後還化膿成一大片，痛到不敢吃東西，舌頭也不敢碰。

當時我為了存第一桶金在澳洲打工，並沒有在第一時間回台灣，選擇在當地就醫。然而，小鄉鎮的醫療支援並不完善，硬撐兩個月後，終於痛到受不了，決定回台灣就醫。

醫師宣布確診EB病毒感染，聽到有查出結果，讓我鬆了一口氣，心想：「終於找到答案，可以對症下藥了！」

「但是這種病毒沒有特效藥可以治療，只能用類固醇控制症狀。」我氣都還沒吐完，醫師告知這一個晴天霹靂的消息，就這樣持續控制了半年。

鼻子腫脹，竟是淋巴癌

「鼻子好像腫起來了？」看著鏡子，發現鼻子莫名腫大。

到了醫院，醫師拿粗針筒往鼻子裡一抽，卻抽不出東西，我心想：「沒抽出膿或是奇怪的東西，應該算是安全吧？」

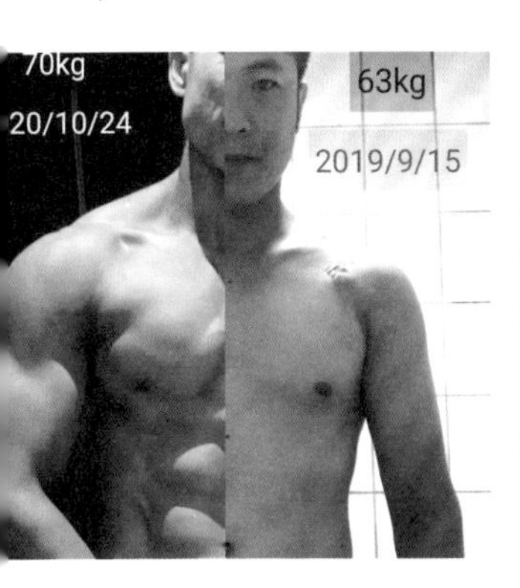

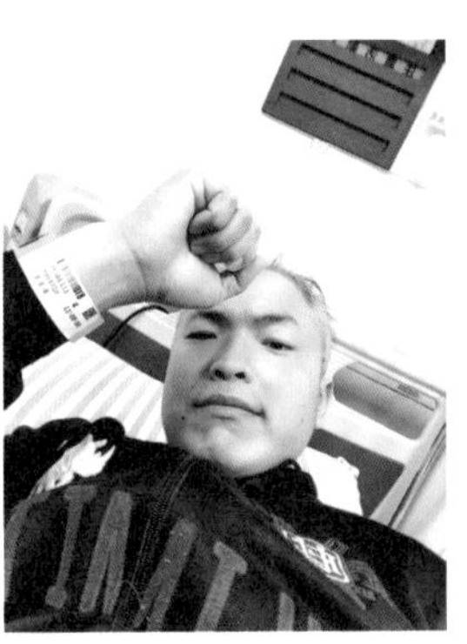

1　2

1、左為出院比第一場賽事後，右邊是住院化療時。
2、2020 年化療後洗完頭後紀錄。

醫師接著說；「抽不出東西才是最可怕的！」當下以為醫師在開我玩笑，直到醫師拿出鑷子說：「需要幫你切片。」

隔天接到醫院電話，要我馬上到醫院辦理住院手續，進行一連串的檢查。

「淋巴癌四期。」當醫師宣布罹癌時，我其實是鬆一口氣的，過去一直找不到原因，這次終於知道身體發生了什麼事。

不放過自己的，不是癌症，而是自己

回過神來，才意識到我已經是一名癌症病患，但為什麼是我？

「把療程做完，等你出院，我們就結婚！」太太溫柔地說，這句話給了我很大的動力。

她沒有放棄我，而是陪我走下去，不離不棄地陪伴我。

化療期間比起藥物的副作用，「負面情緒」給我帶來更大的壓力。身體的種種不適，吃不下、頭髮掉光、力氣也變小，躺在病床上看著以前的照片不禁想問：「這個人真的是我嗎？為什麼會變成這樣？」

一位同樣是淋巴癌患者的醫師，跟我分享他的經歷：「我罹患淋巴癌時，因為治療讓事業停擺，看著同儕都事業有成，而我還在原地踏步，心中難免不平衡。」

我用力點頭，醫師話鋒一轉：「要說我們不幸嗎？倒也不至於，因為我們還有時間奮鬥抵抗。」這句話讓我豁然開朗，想到太太以及即將出生的孩子，我打起精神，積極接受治療。

健美比賽奪冠，最好的成果發表

在我住院治療期間，我的孩子也出生了。看到自己的小孩，心想至少要努力陪伴他到成年，所以我開始思考，除了化學治療之外，還可以做哪些努力？

癌症讓我的體力變得很差，所以我開始拿出以前訓練的記憶，透過訓練改善體力，努力在飲食、睡眠、訓練上做功課，化療期間，只要身體許可，我就不會停止訓練。

因緣際會下，報名了一場健美比賽，也很榮幸獲得裁判的青睞，有幸能在眾多選手之中成為冠軍。

住院期間，即便身體再不舒服，也盡力拍下在病房的一些實際狀況，當下是想無時無刻提醒自己，遵循良好生活作息的重要性，後來，我也透過這些紀錄，看見自己的身體狀態不斷地在進步，對自己找回健康也越來越有信心！奪冠的那場健美比賽，就是最好的成果發表！

透過自身遭遇，讓大家重視細微症狀

自從我結束化療，到健美比賽的這個過程，帶給很多人正能量，我也把在病房拍攝的那些片段，剪輯成了影片，與大家分享。

「其實心態上的負面想法帶來的影響，不亞於藥物帶來的副作用，能有癌友提供一些過來人的經驗，在面對問題會比較有方向。」雖然只是經驗分享，卻能讓有類似狀況的戰友們多一點信心。

還沒罹癌之前，我總覺得，想完成的事情沒時間完成，晚上熬夜就可以做完，一直覺得還年輕的我，有足夠的「健康本」夠我一次次提領。殊不知不重視健康的後果，時間到了，身體會告訴我們。

罹癌後，對於許多事情不再執著，想要引用曾看過的一句話：「把很多執著的事情拿來跟生死做比較，哪個重要？答案自然就出來了！」

1 2
3 4
5

1、2020 年老婆孩子的生活照。
2、賽後回家和兒子的合照。
3、2020 年全國健美錦標賽賽後紀念照。
4、2021 年與老婆、孩子難得的出遊照。
5、2010 年罹癌後的第一場全國健美錦標賽冠軍照。

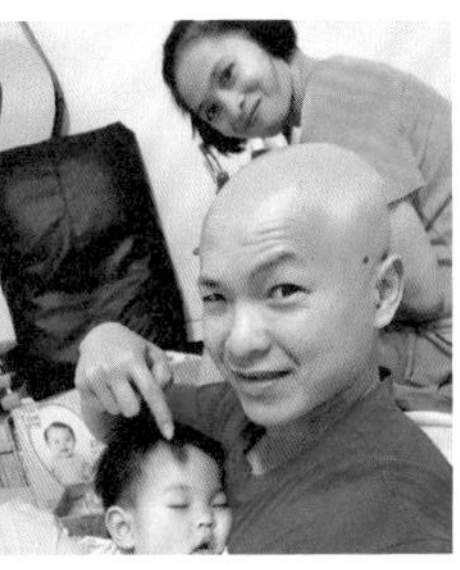

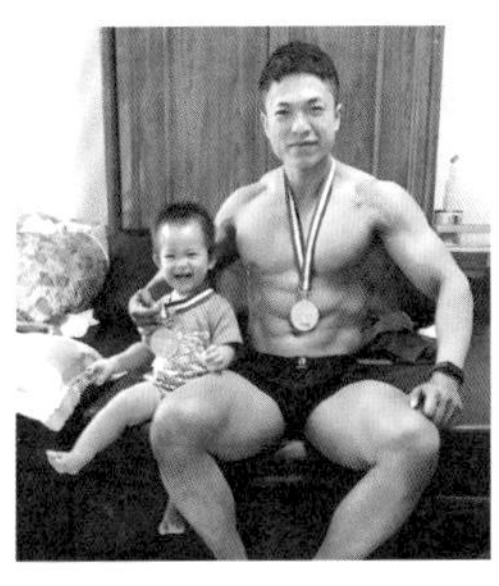

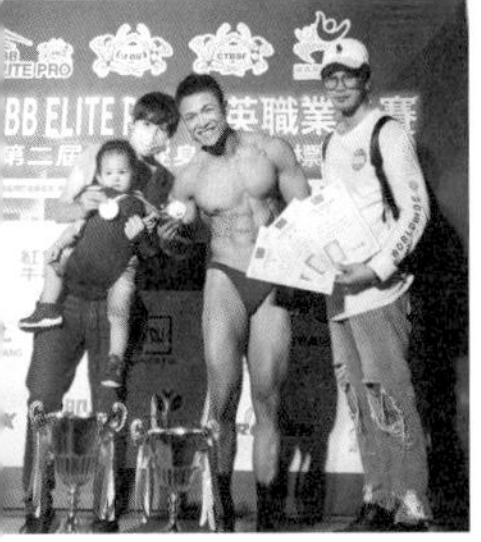

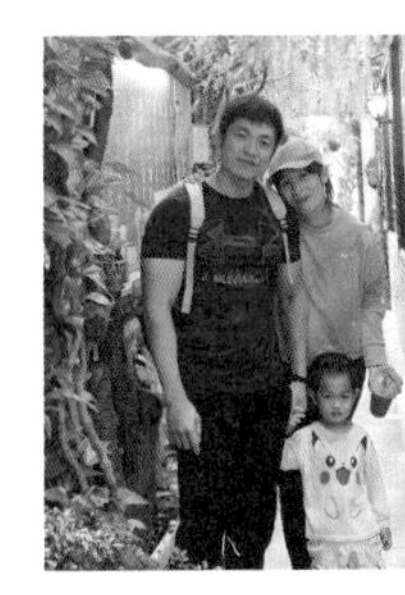

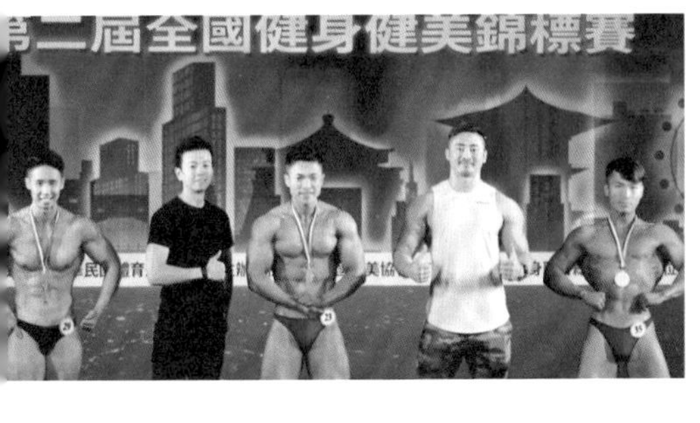

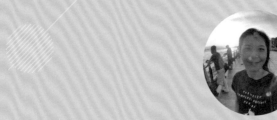

用正能量對抗癌症，
我們都是很棒的人！

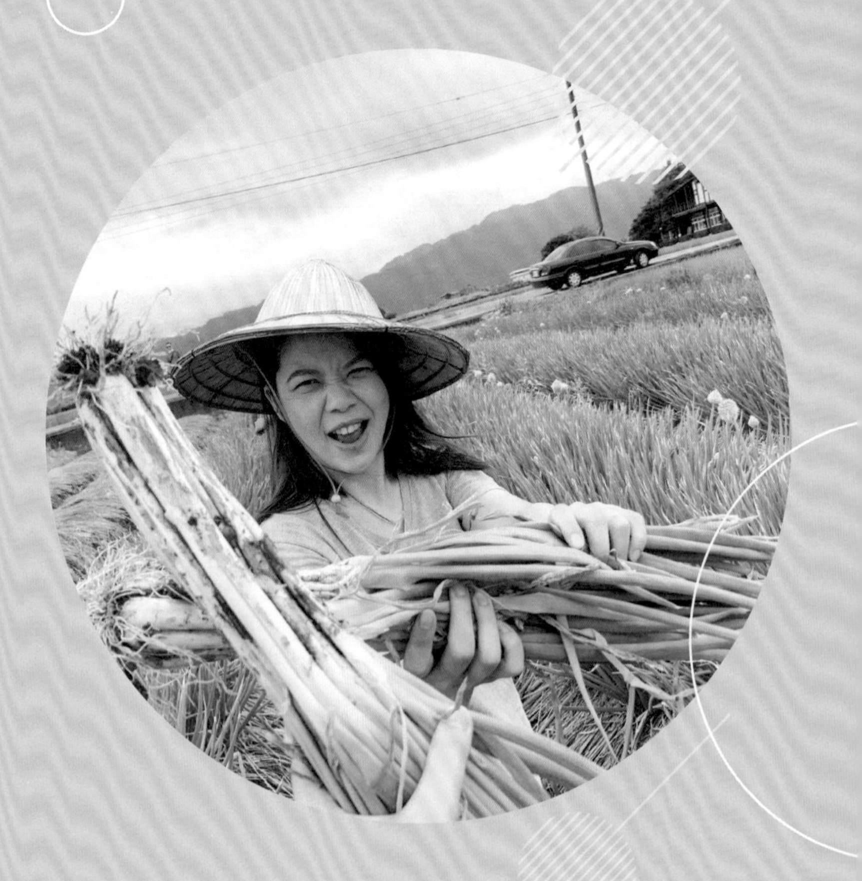

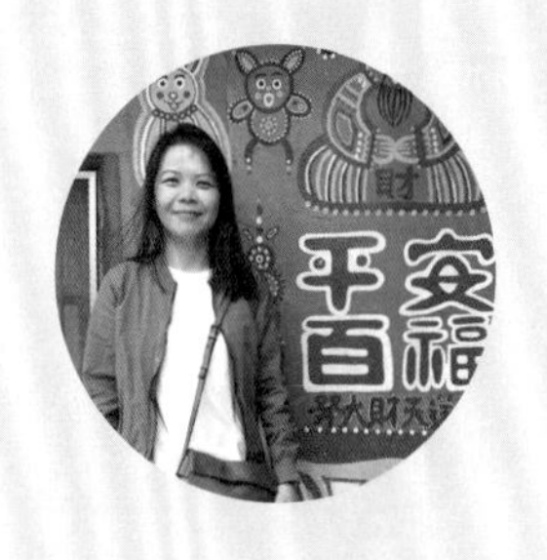

03 摘下面具，擁抱眞實的自己

——林佳吟

鼻咽癌

診斷時間：2016年8月

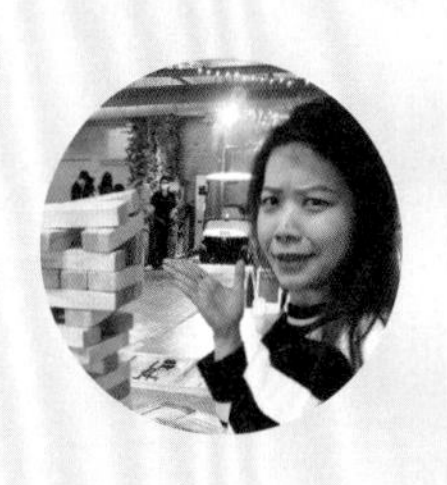

我整整抖了兩天，不是因為酒精、咖啡的戒斷症狀，而是來自內心深處升起的恐懼，這是我剛發現鼻咽癌第四期時的心情。

「鼻咽癌四期，腫瘤已侵犯到大腦。」當下真的只有「傻眼」可以形容。

鼻咽癌從發現到治療的進程速度非常快，因為無法開刀，治療方式只能選擇放療加上化療，距離確診到開始療程，僅僅只有兩週的時間。

老天爺開的玩笑，漫長的抗癌生活

雖然老天爺給了我這麼大的「驚嚇」，但幸運的是，在放射治療期間，完全沒有出現嘴破、吞嚥困難、皮膚紅腫、灼傷等副作用，整個人好得可以邊治療邊上班。經過十個月不間斷的療程，以為終於可以收工，再也不用踏進醫院，老天爺「又」跟我開了一個大玩笑——轉移肺部和縱隔腔。

肺轉移是個更棘手的問題，因為腫瘤四散在肺葉各處，只能用化療控制，盡量讓腫瘤們不要長大或長得慢一點。

「肺轉移平均存活率四年……。」癌細胞轉移後，我查了些資料，才實際意識到「死亡」，對於「我非常可能活不過四十歲」這件事，有了真實感。

我待在一個癌症高危險群的家族，爺爺、奶奶因為腸癌離開我們；大阿姨和媽媽前後確診卵巢癌；我和外公一樣是鼻咽癌。以前一直很害怕活到老，最大的心願是活到四十五歲就好，誰知道老天爺

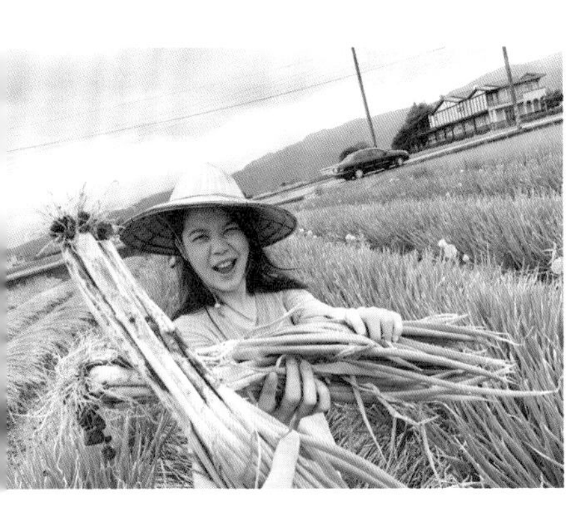

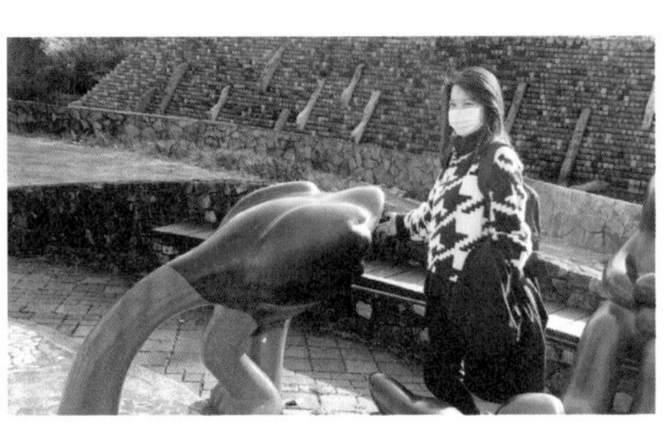

1 2　1、2020年和朋友體驗採蔥。
2、2020年在宜蘭礁溪。

這麼淘氣，我才三十三歲就罹患鼻咽癌四期、肺轉移，這是我第一次發現自己可能連四十歲以後的風景都看不到。

沒想到，這還不是終點，二〇二二年四月又發現轉移至肝臟，這次的心情比起前幾年確診和肺轉移還要複雜，有種手握死亡門票卻又遲遲找不到入口的無力感。

我是病人，我和大家不一樣？

確診癌症時，身邊有非常多朋友的幫忙，當時也遇到人生中的大恩人——我的主管，堅持留下我的位子且全力協助，公司的主管們和同事們提供各種資源，讓我無後顧之憂，可以專心治療；因為曾經當過照顧者的我，知道陪病者在醫院很難好好休息，所以拒絕朋友們陪睡，但我很幸運擁有一群無私的家人和朋友，讓我每一次住院化療，總有人陪吃晚餐。一直到現在我仍然覺得自己可能上輩子拯救了宇宙，才能被這麼多的愛意包圍。

剛開始確診癌症時，四面八方湧來的滿滿關懷和協助，真的讓人瞬間充滿想要戰勝病魔的力量，但事實是，隨著疾病的時間拉長，總是要回歸日常的軌道。即使我並不刻意覺得自己是病人，但現實的世界會一直無情地從各個角落提醒你：「你是病人，你和大家不一樣。」

在罹癌滿兩年時，遭遇了人生真正的低潮，當時因為工作、感情和癌症轉移，接連的各種不順遂，都和剛罹癌時那種被愛包圍的狀態完全不同，而落入低潮的狀態。

看到朋友們在職場上、在各自的生活中努力前行，而自己卻被迫困在原地，感覺載著大家的火車依舊朝美麗的前方駛去，而我卻被踢下車，站在原地目送車子和所有人的背影遠離。

活得好累，明明癌末離死亡這麼近，卻依舊不得其門而入，覺得活著好艱難、好孤單……。

摘下「好寶寶」面具，不必刻意裝堅強

那段低潮，讓我可以真實的和自己獨處並認識自我、正視自身的負面情緒。意識到自己以前總是太想做到最好，想當那個能力強又體貼的人，希望每個人想到我時，都豎起一個大拇指。接受真實的自己不是那麼完美，其實很令人沮喪，摘下面具，重新認識和接受自己的過程很痛也很難受，但很值得。因為我們一路上能夠陪伴到最後的，只有自己。很多人總是用正面、正能量、樂觀、勇敢來形容我，但我其實並沒有特別想當那個充滿正面力量的人。

治療癌症的過程，有很多辛苦的時刻，難免會心情低落，負面情緒湧上心頭，尤其當罹病的時間一拉長，即使再怎麼樂觀、堅強、正面的人，都很難不被擊敗。

常有癌友看到我，依然談笑風生的狀態而受到鼓舞：「聽妳這樣說，我感覺好像癌症沒有那麼可怕

了！」、「看妳這麼勇敢堅強，我也要跟妳一樣用正能量對抗癌症。」

但我要和那些受到正能量的一面鼓舞的人說：「正面樂觀很好，但負面情緒也很正常，我一點也不堅強勇敢。」背著腫瘤在人生路上緩緩前進很辛苦，不用刻意一直逼迫自己要正面樂觀，做自己就好，因為你是一個很棒的人！我們都有很棒的靈魂！

1 2
3 4 5
6 7 8

1、2020 年在宜蘭伯朗大道。
2、6、7、2020 年治療期間和朋友去中部旅遊。
3、第一次玩室內高爾夫。
4、治療中主管與同事幫我慶生。
5、2020 年夏天在北海岸的咖啡廳。
8、2020 年夏天在淡水。

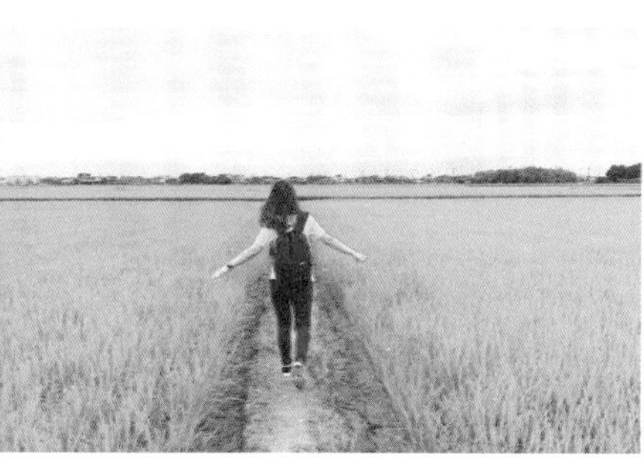
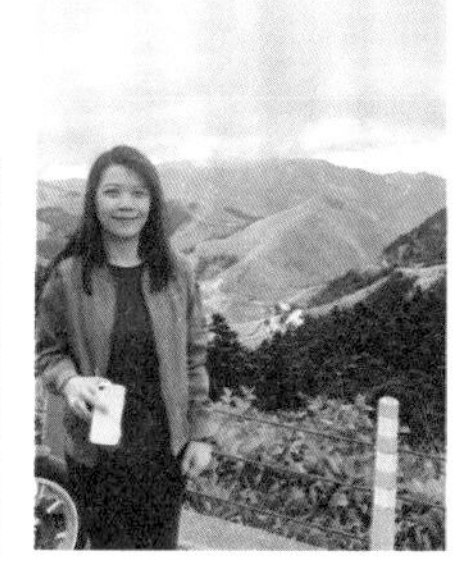
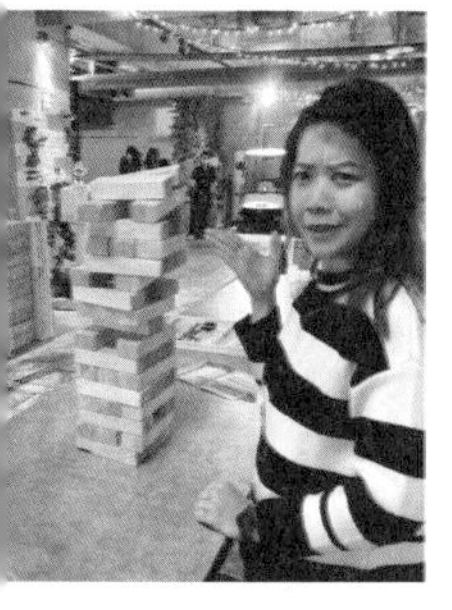
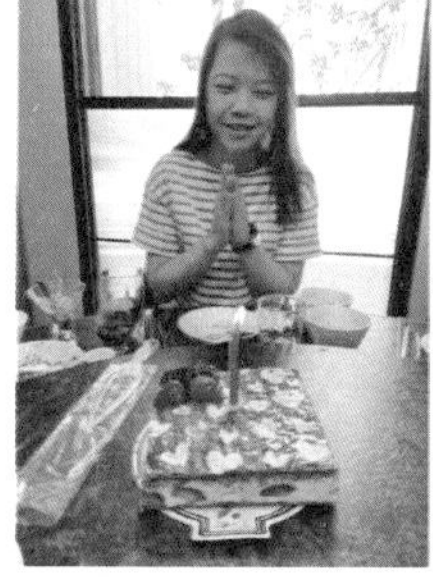
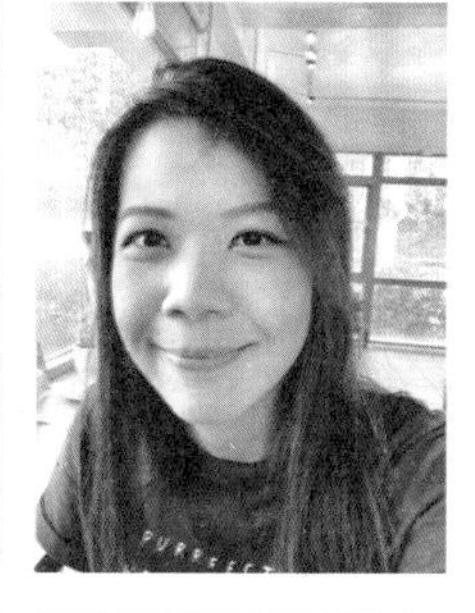
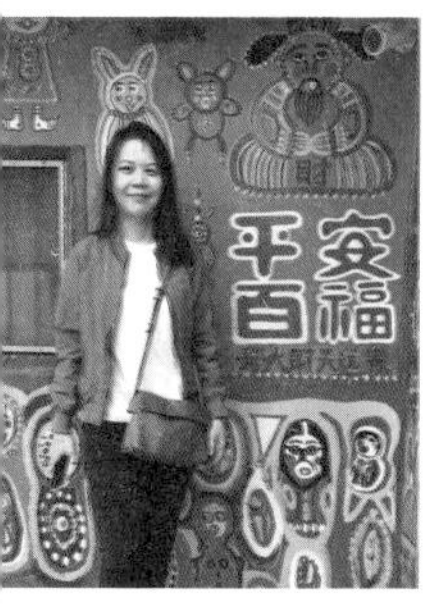
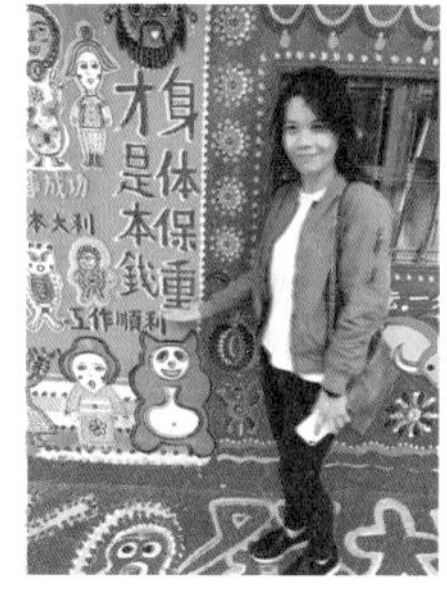
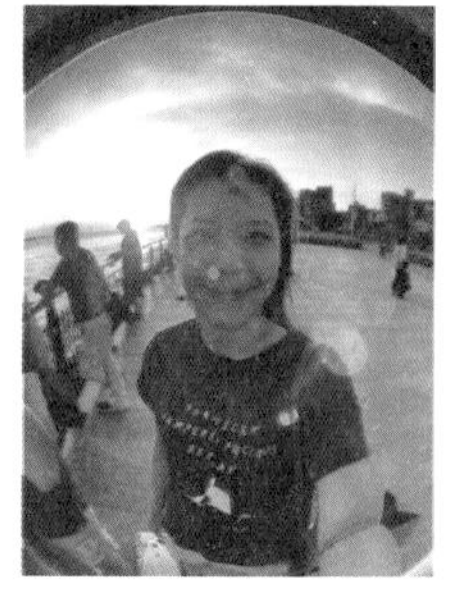

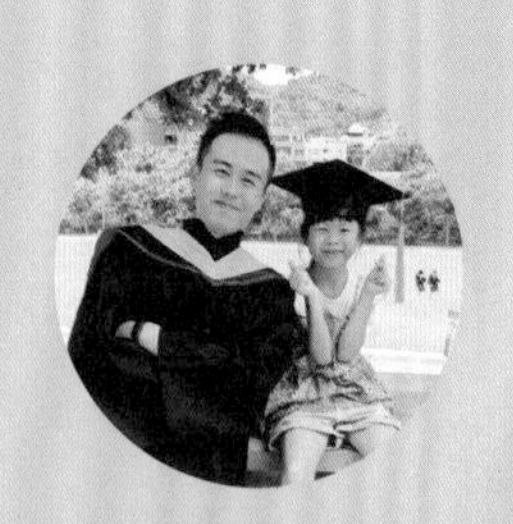

在困境與磨難當中，
生命是受苦的，
但我們依然可以有所選擇。

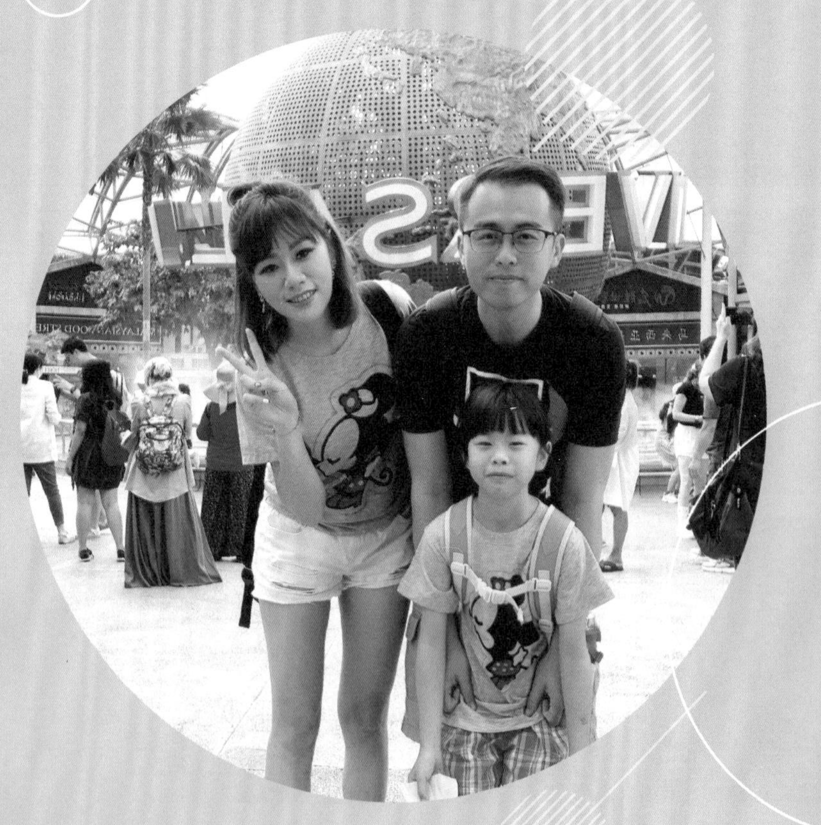

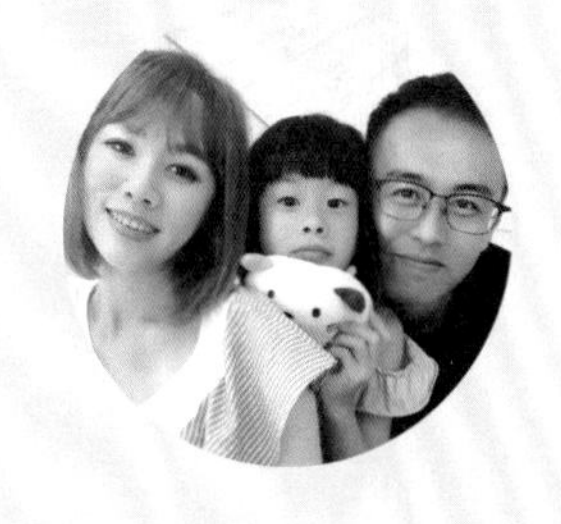

04

勇敢面對，終將揮去生命陰影

——張維宏

淋巴癌

診斷時間：2013年6月

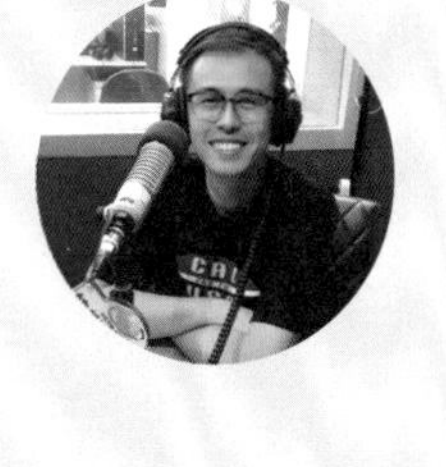

祖母在我的國中時期因為癌症過世，這是我與癌症的第一次接觸。

然而，時間流逝似乎還來不及沖淡我的傷感，接續幾年間，癌症像是一朵烏雲，開始吞噬著與我親近的家人，祖母過世後，我的父親與伯父竟也相繼罹患肺癌與鼻咽癌而離開我們。

衝出賽道的賽車

父親正值壯年時期離世後，我經常提醒自己，要比過去更積極生活。

我就像一輛緊踩著油門的賽車，努力發展興趣與工作，我幾乎認為自己將從失去至親的傷痛中走出。沒有意識到在生活與工作的持續衝刺之下，將對我的生理與心理層面產生積累的壓力與負荷。

二〇一三年的夏天，我獲得了一個不錯的工作機會，在入職健檢中發現一顆良性腫瘤，當時的我心情還算輕鬆，完全沒有意識到危機已經悄悄靠近。

本以為進行簡單手術後，就可以回到新工作繼續衝刺，完全沒有料到當麻醉退去，自己竟是在加護病房中甦醒。

「在手術過程中，發現腫瘤巨大且已經侵襲心、肺，必須以大型開胸手術進行。」

出乎我意料之外的噩耗發生了！手術損傷了我控制聲帶的神經，我想開口說話，卻無法正常言語，這讓當時的我感到無比恐懼。

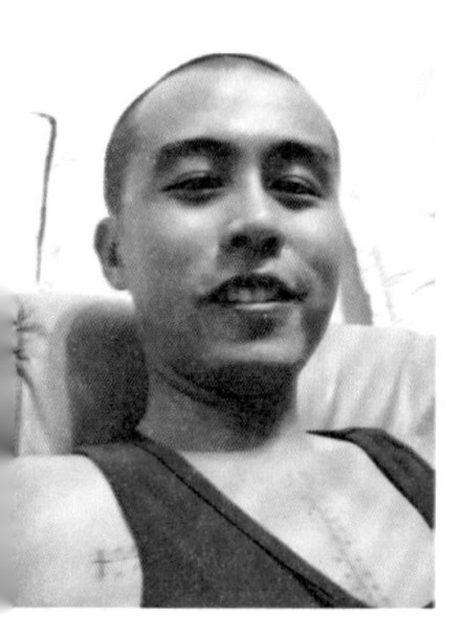
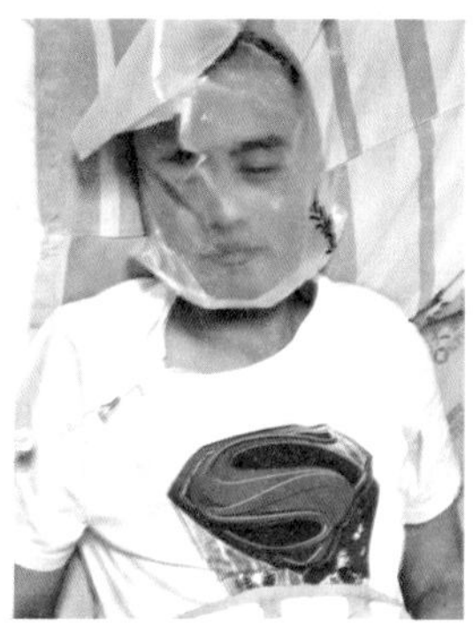

1 2

1、開胸手術與人工血管安置完成，準備化療。
2、做化療經常想吐，自娛娛人把嘔吐袋套頭上。

主治醫師曾向我表示，我的病灶在專業醫療院所中屬於少見的類型，最終我被判定為淋巴癌四期，必須進行化學與標靶治療。

被鋸開的肋骨疼痛著、神經受損讓我難以順利言語、化療所帶來的身體不適，這些狀況同時發生時，讓完全沒有準備的我不知所措，也不能接受。

當我想起罹癌過世的家人們，又是另一種深沉的害怕，擔心自己的生命終將走向過去罹癌家人們的結局。

勇氣，是害怕還依然選擇面對

隨著化療與標靶療程的順利進行，我的身體逐漸恢復，在身體狀況較為穩定後，我選擇透過兩次聲帶手術，幫助自己能夠更順利的發聲。在那段漫長的治療與復原的時間裡，我漸漸發現自己與許多癌友的共同擔憂——「復發」。

「醫生，我每次過來都很擔心，會從您的口中聽到癌症復發。」深刻地記得主治醫師聽完後，轉過頭來望著我說：「你覺得可以怎麼做？」

這個被拋擲回來的問題，讓我重新探索著自己的擔憂，也思考著自己可以如何「選擇」，回應自己對癌症復發的擔心。

我試著將過去生活中認為重要的目標重新排序，才發現健康、家人，以及有意義過生活的重要性，於是意識到面對心中癌症復發的擔憂，我可以不必陷入過度的恐懼之中，仍然可以有所選擇。

我能夠選擇按時回診追蹤、學習讓自己保持健康的知識、空出較多的時間陪伴家人、尋找讓自己快樂且感到充實的生活。然而，這些行動的確也無法保證我的癌症不會再復發、復發的擔心也不會因此完全消失，但是當我開始將注意力放在學習如何照顧自己的身心健康、與家人相伴、建立良好的人際關係、幫助其他病友的過程裡，開始能夠感到生命的踏實與滿足。

轉換跑道，成爲諮商心理師

「這是一條辛苦的路，我想要回頭幫助和我一樣罹癌的病友。」此後，便開始了實踐這個願望的路。

我一腳踏入與過去商管截然不同的領域，進入大學心理所就讀，癌友是我主要關注的對象，也時常跟社區的諮商中心，或是與基金會合作舉辦相關的心理議題講座、提供心理諮商服務。

有次演講結束後，一位病友走向我：「之後我還能工作嗎？」表示自己腫瘤是在腦部，目前還在治療中，言談之間，臉上不帶一絲憂愁。我對這件事感到十分震撼，即便在療程中，她關注的是如何調整自己、去適應罹癌所帶來的衝擊與變故，這樣的生命韌性，讓我感到非常佩服。

二〇二一年，我以「探討罹癌中壯年對於疾病過程與心理諮商的經驗」作為畢業碩士論文的主題。如今，我已是一名諮商心理師。

從原本計劃在銀行任職到退休的我，到成為一位諮商心理師，是我在罹癌之前從未想過的人生故事。我一步步實踐著當初自己許下的心願：「幫助和我一樣罹癌的病友，陪他們走過低潮。」陪伴病友走過低潮，也像是陪伴當年無助的自己，以及我天上的家人。

那是一段墜落生命懸崖的日子，曾經也有過驚嚇、不可置信、孤獨與無助，我卻在意想不到的低谷裡，找到生命的意義。

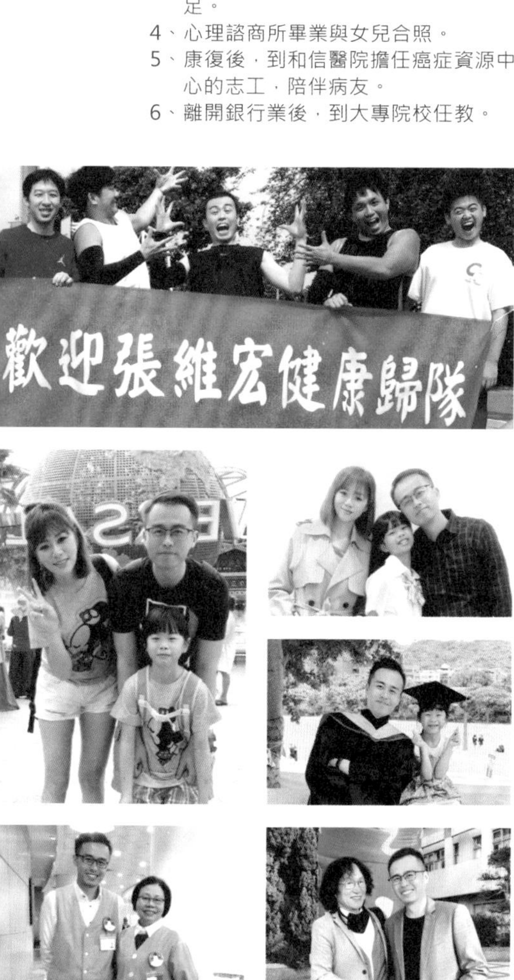

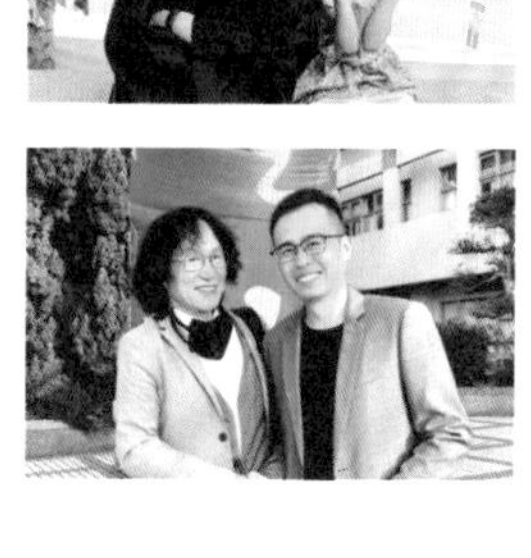

1、化療結束，好友歡迎我回到球場。
2、康復後，全家到新加坡環球影城。
3、身體康復，看著孩子長大是一種滿足。
4、心理諮商所畢業與女兒合照。
5、康復後，到和信醫院擔任癌症資源中心的志工，陪伴病友。
6、離開銀行業後，到大專院校任教。

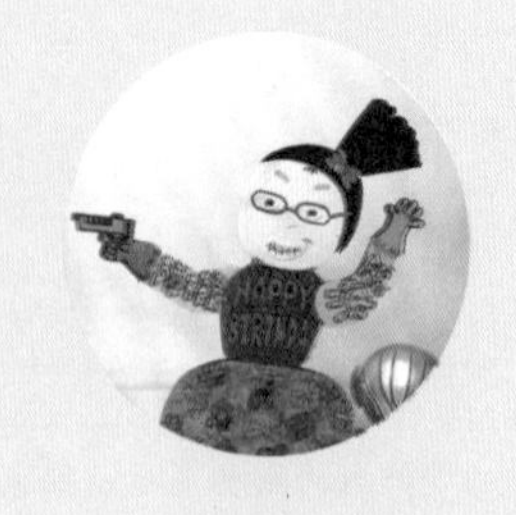

改變心態、努力行動，
要相信會成為好的自己。

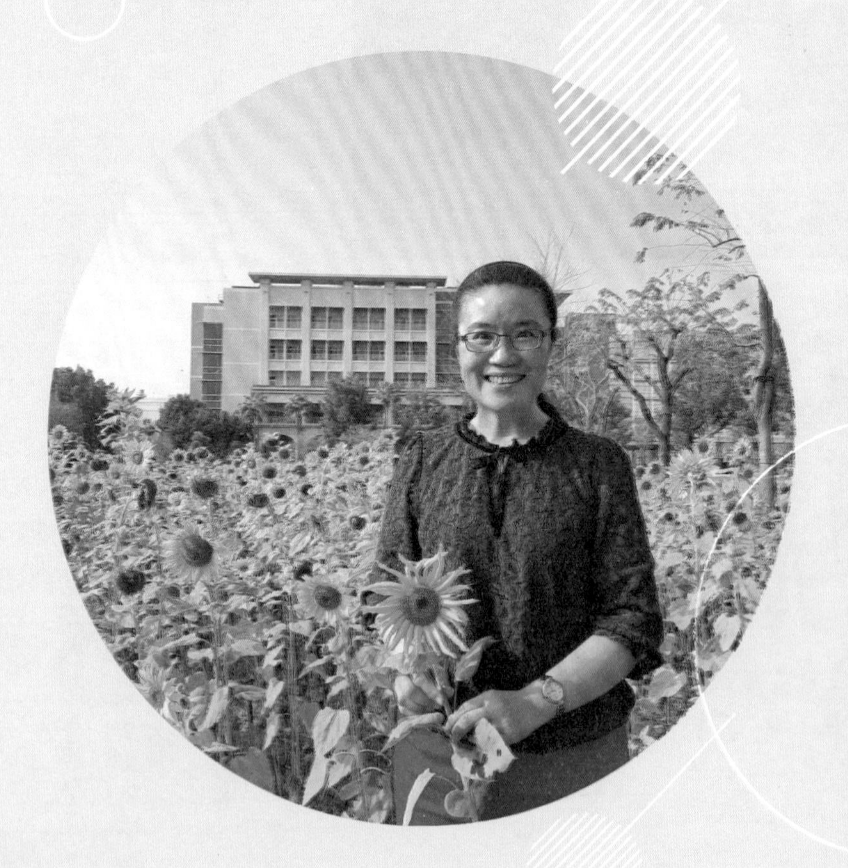

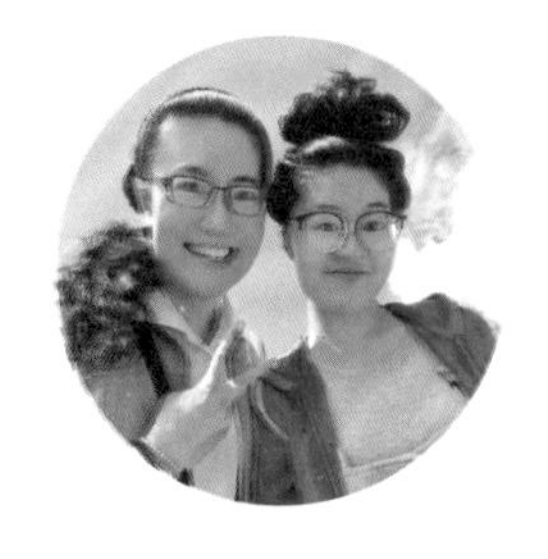

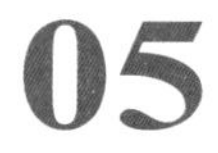

05

突破命運枷鎖，爲生命添加亮麗色彩——劉美玲

甲狀腺癌

診斷時間：2008年12月

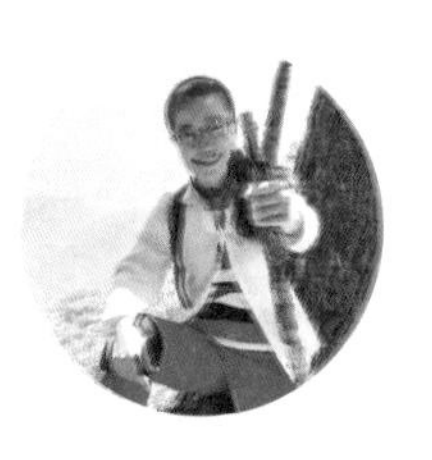

「醫生，我喉嚨容易沙啞和腫痛，可以幫我檢查一下頸部嗎？」

本來只是因為左右邊乳房都長有數顆大小不一的纖維瘤，而需要例行性看診，卻因為多了一句詢問，開始了一連串的奔波及檢查，惡夢從此展開⋯⋯。

宣告罹癌剎那，美好人生跌落谷底

「雖然檢查結果是良性，但腫瘤有六．二公分，我還是幫妳轉診到大醫院去追蹤比較好。」

轉診到大醫院後，前兩次檢查都是良性，沒想到第三次檢查發生了巨大的轉折，診斷書竟寫著疑似「惡性腫瘤」，建議進行器官切除！

「一定是檢查錯了！」我無法輕易接受這個結果。剎那，眼前變成一片黑暗，人生才邁入正繁盛的年華，為什麼突然間，我就成了癌症患者？

就算我再不甘心，罹癌事實仍擺在眼前。

最終還是聽從醫師的建議，將腫瘤切除，得知切片報告結果是甲狀腺癌，且有遠端器官轉移，我又再次遭受打擊。

「我明明有定期追蹤，為什麼是我？」

抗癌之路漫漫，折磨意志與心性

每天晚上一個人獨處時，總是以淚洗面，經歷手術、第一次高劑量放射隔離治療，面對身體不適及頻繁來回看診的繁瑣，心中湧現的是無盡的憤恨、悲傷與無助，我發現自己沉溺於絕望情緒之中，快要把自己逼瘋……。

自從確診罹癌後，抗癌之路漫漫，治療的副作用不時折磨著我的意志與心性，快樂也漸漸被掩埋。自頸椎到右肩胛骨、右手臂、肌肉大面積纖維化，並且壓迫到神經導致發炎，甚至呼吸時右胸腔會痛，總是從睡眠中不自覺痛醒，苦不堪言，每天都必須狠狠咬著牙才能捱過去。

某一次，因嚴重疼痛被送到急診，急診醫師說：「治療過程的不適，跟生死做比較的話，就都不算什麼了。」因此，現在對於疼痛、發炎，能忍就忍，真的痛到想哭時就吃止痛藥，讓自己有片刻的舒緩。最重要的是，我必須努力適應這樣的不舒服，我相信我可以！

健康活下去，是我最大的渴望

罹癌的第一年過去，對我來說那真是身心折磨、非常不安的一年。

罹癌後的很長一段時間，我一直抗拒、逃避，無法直接凝視鏡子裡的自己，經過一段時間之後，我終於抬起頭，望著鏡子裡的自己，鏡子裡那個罹患癌症、愁容滿面、陌生而沒有表情的人，是誰？一定不是我！

身為癌症患者的打擊、檢查結果的擔憂、癌細胞令人驚訝的擴散速度，而自己卻必須堅強、樂觀。這一年讓我震撼，並且留下難以抹滅的深刻回憶，每天夾雜著不安、混亂的情緒。

罹癌初期，面對擔心、害怕與痛苦，我無法保持樂觀心情；也時常浮現放棄的念頭，擔心自己沒有能力與癌症對抗。當時最大的渴望與最想做的事，是希望自己可以和大多數人一樣健康地活下去。

看見媽媽的眼淚，驚覺原來我這麼自私

因為有遠端轉移，必須住在隔離病房，進行高劑量放射性同位素碘-131 治療。

「美玲，妳在裡面不用害怕，媽媽每天都送早餐去給妳吃。」在我進去隔離病房的期間，媽媽每天凌晨三點半起床煮稀飯，接著四點半從苗栗的住家出發，開車送早餐給我。

有一次無意中，看見一直以來都很堅強的媽媽，駝著背並來回踱步，用手摀著臉，哭了好久好久……，我才驚覺原來我這麼自私，只想到自己好不好過。

我竟然忘記，看似勇敢、堅持陪伴我面對癌症的媽媽，其實也是無助、脆弱、充滿驚恐，因為她可能失去唯一的女兒。

我喜歡現在的我！

除了家人的支持，另一方面，透過癌友間互相扶持，我也決定要為自己活下去，並成為陪伴癌友們面對病症的力量。

我開始主動和其他癌友分享，在幫助癌友重新看見生命可能性的過程中，也在強化自己的生命力，看見原來自己可以帶給別人力量，擁有想活的勇氣！

從來沒有想過，寫下的抗癌心路歷程，竟可以影響許多癌友；一開始我在臉書分享自己正在為生命添加色彩所做的事，慢慢地，癌友及其他網友也被我影響，和我互相鼓勵，使我感受到書寫所產生的影響力，鼓勵我想要一直持續書寫下去！

雖然我是分享者，但在激勵別人的同時，也在激勵著自己，現在我可以對著鏡子自信地說：「我喜歡這樣的我！」

1 2

3 4

5 6

1、清大畢業和現任主治醫師合照。
2、障礙滾蛋──我的生日女兒畫的生日卡片。
3、抗癌路上，有老公的默默支持與陪伴，真愛就是行動的付出。
4、即使有類小兒麻痺的雙腳，也要努力的走。
5、女兒是天使的存在，總是創造歡樂讓我開心。
6、參與地方公益活動──教民眾手作。

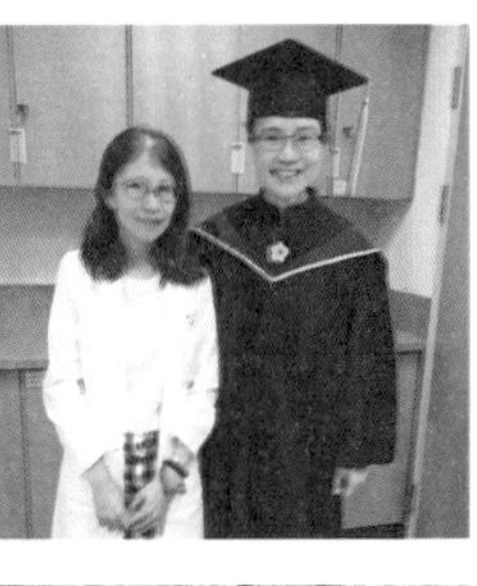

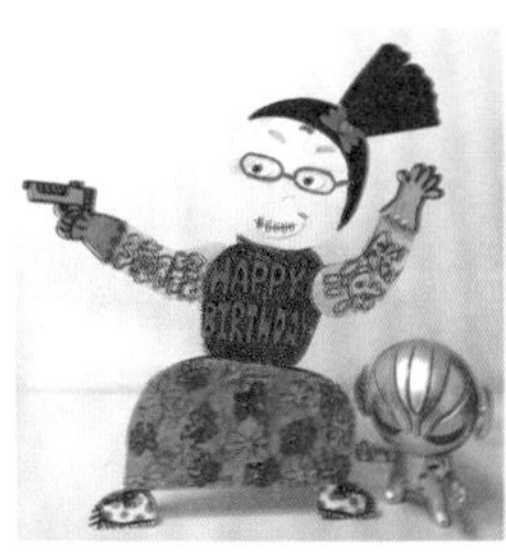

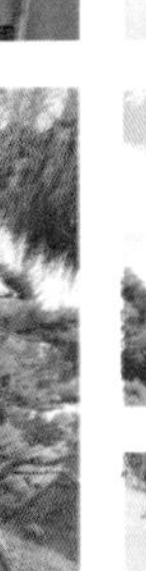

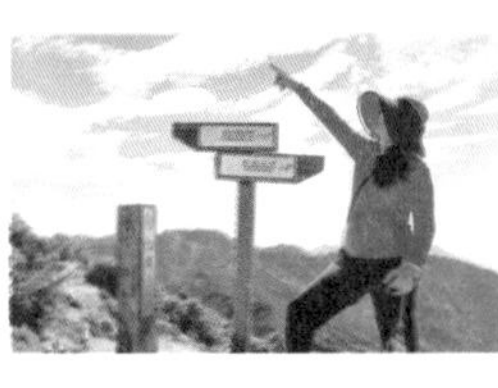

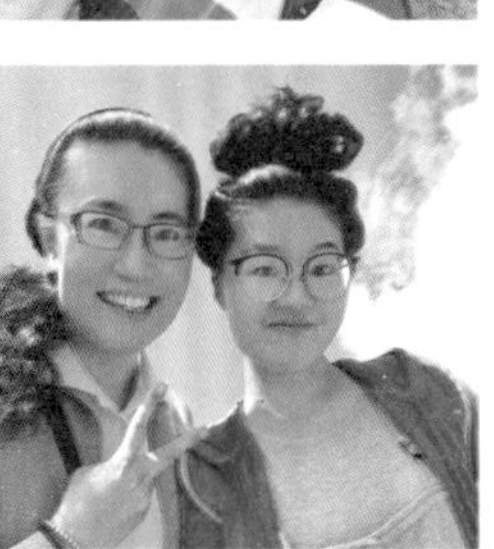

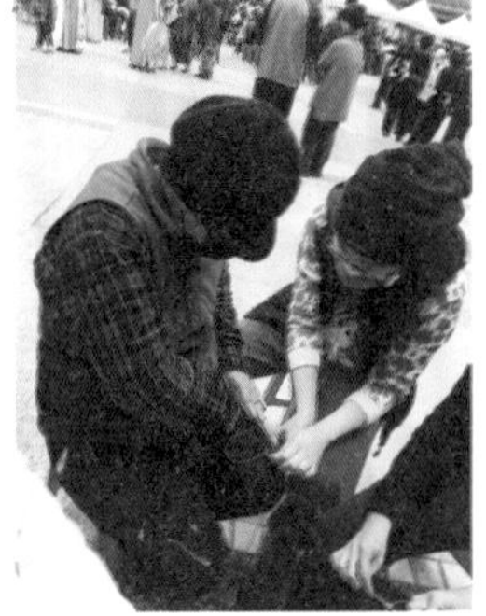

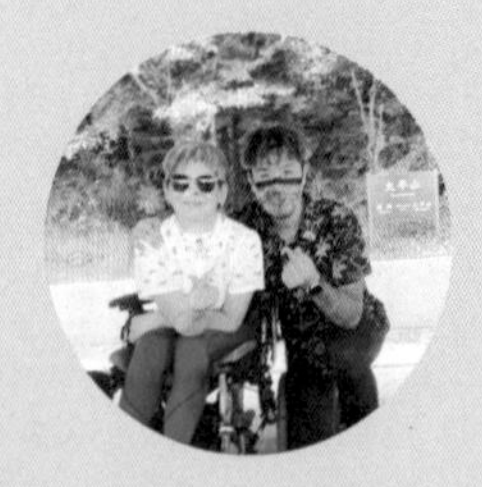

當你不斷在努力的道路上，
會發現全世界的人
都在幫你！

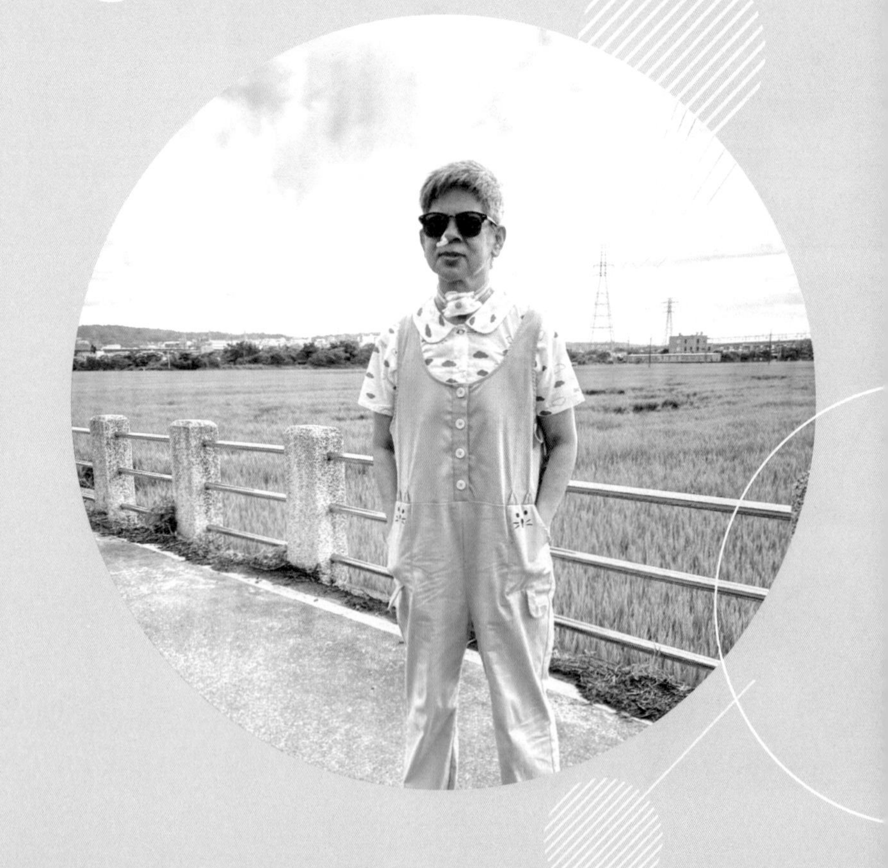

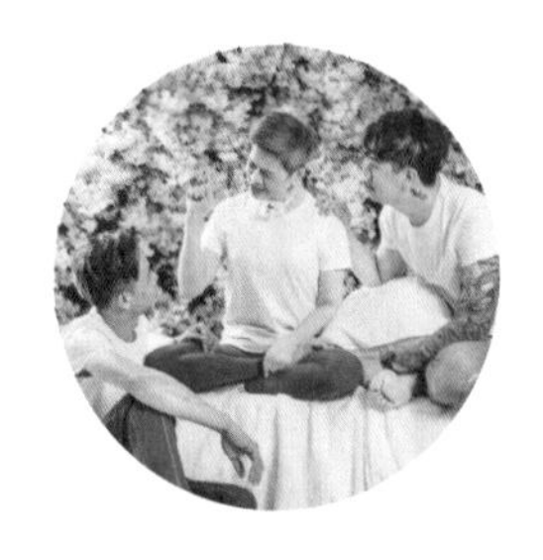

06 努力不懈，樂觀扭轉人生

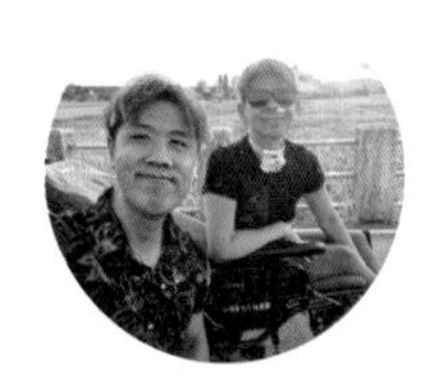

——唐玉珍

惡性腦幹腦癌

診斷時間：2020年2月

「怎麼樣？醫生怎麼說？」因為長期頭暈、頭痛，加上走路容易跌倒，曾經擔任過護理人員的兒子察覺到不對勁，帶我到醫院檢查，卻檢查出了腦癌。

「媽，醫生說腦裡長了一顆五公分的腦瘤，要開刀拿掉。」

兒子為了避免我情緒波動太大，當下沒有跟我說真實病況，後來才知道腦瘤盤據了腦幹後面的第四腦室，因為位置關係讓我內心十分掙扎，但還是不捨留下兩個兒子，在與醫師討論之後，選擇開刀治療。

嚴重後遺症恐長期臥床，藉肌力訓練恢復體力

再次睜眼，就是十四小時之後，被送進加護病房觀察，一待就是二十三天，中間還經歷了兩次CPR急救、因無法自主呼吸而做了氣切，終於回到家卻已經是半年後的事……。

「未來可能無法自主呼吸，需要長期靠機器維持生理功能，也有可能因為肌肉無力要一輩子臥床。」

儘管腫瘤已經切除，但腦幹功能最終還是受到了損傷，留下了不可逆後遺症——嚴重姿位性低血壓、平衡控制不良好、沒有吞嚥功能、常態性低血氧，以及自主呼吸反射受損，因而進行了氣切手術、插鼻胃管、輪椅代步。

為了不帶給兒子們麻煩，在住院期間也嘗試了物理治療和職能治療，卻沒有很大的改善，不禁讓我感到失落。

「要不要嘗試重量訓練？」身為健身教練的兒子，問我要不要再試試重量訓練，或許會有好的結果。

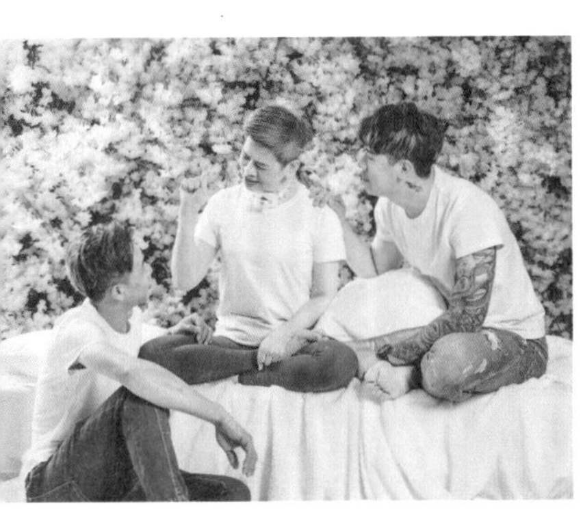

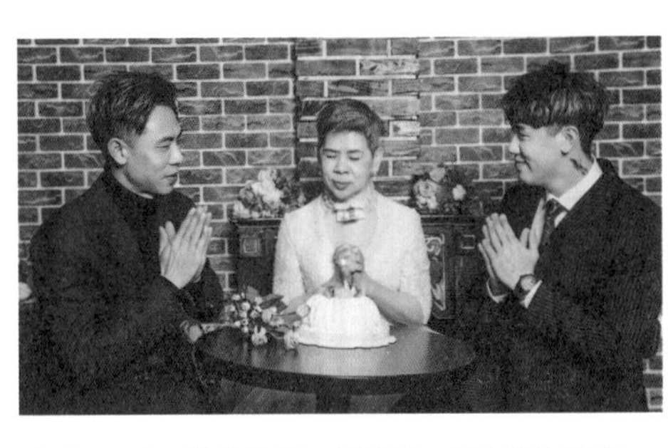

1、與兒子們一起拍照，留下美好紀念。
2、今年我穿上婚紗，和兒子一起過生日。

「我不可能做得到！」在我的認知裡，重訓是給年輕人做的，何況我還是病人！

「今天若不訓練，就會一直躺在床上，身體只會越變越差，不會變好了，訓練肯定會很辛苦，但是身體功能可以慢慢找回來。」

小兒子是健身教練，同時也有護理人員的背景，在兒子的鼓勵之下，從簡單的呼吸訓練開始，到用彈力帶的肌力訓練，讓我漸漸恢復體力，同時也訓練站立、行走、平衡感。

在房間的角落，經常會看到一名帶著氣切與鼻胃管的病人，拉著彈力帶努力訓練，直到順利出院。

人生轉捩點，成爲首位腦癌健力三項選手

「起！」雙手緊握，雙腳站穩，聽從指令，開始用力舉起手中的槓鈴。

重量訓練對我來說，是一個熟悉又陌生的詞彙，從來沒有想過有一天我會在健身房，舉起幾十公斤的槓鈴。

從零開始，萬事總是起頭難，小兒子用盡方法幫助我復健，腦幹

受損導致在復健過程中，不斷暈倒、不斷受傷、不斷自我否定，幸虧兒子沒有放棄我，時不時鼓勵著我，讓我沒有放棄自己：「風險極高的手術、兩次呼吸停止，我都撐過來了，我又怎麼可以輕言放棄？」

從開始接觸重訓到現在，已經兩年半了，中間的訓練過程雖然非常痛苦，但身體有了極大的改善，從本來無法久坐到可以坐得久一點；從本來說不了話，到現在可以利用氣切發聲；從站立十秒就會暈倒，到可以站立三分鐘；從走路不穩到可以上下樓梯，這一切都是我努力訓練所得到的成果！

假如我在一開始就反對重訓，或者是在訓練過程中撐不下去，半途而廢的話，現在的我就是躺在長照中心的病患之一。

一開始訓練是為了做復健，現在我已經深深愛上了這項運動，在兒子的支持下，鼓起勇氣參加二〇二〇年桃力盃單項硬舉比賽以及二〇二二年的成吉思汗盃健力三項公開賽，不只圓滿完成比賽，還獲得大家的認可，成為台灣首位健力三項選手的腦癌患者！

「媽，妳現在是一名健力選手了！」兒子把我的訓練過程分享到網路上，也激勵了許多癌友，甚至還有人跟我說：「要不是有聽過妳的分享，根本不知道妳是癌症患者！」讓我感到十分開心，也開始跟著兒子到長照機構分享經驗，一起做簡單的肌力訓練，讓他們可以在日常生活中，改善身體！

樂觀抗癌，從不輕言放棄

在罹患惡性腦幹腦癌之前，我經歷公公、婆婆、父親的離世，丈夫、弟弟也因為癌症離開了我，這些打擊，都讓我感到絕望，不過，現在回頭看，我也因此獲得了許多人生的體驗、不一樣的快樂。

在如此跌宕起伏的人生，除了樂觀的心態，更重要的是有兒子們一起陪伴抗癌，接觸到許多以往沒有見過的事物，也遇到很多貴人，讓我沒有多餘的時間去怨天尤人，只有改變心態，堅持到最後，才能創造故事，讓人生更精彩，看到更加美好的自己！

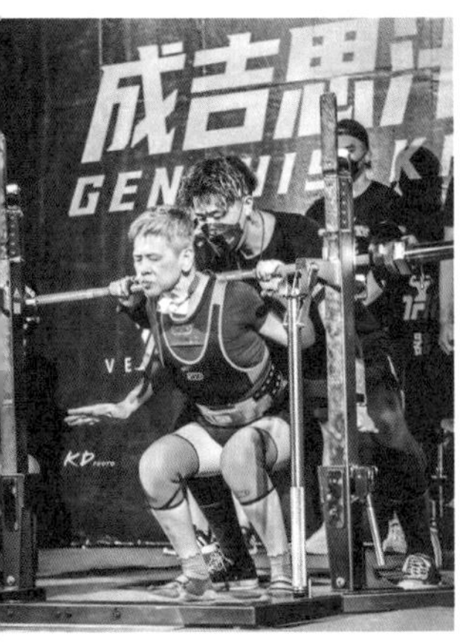
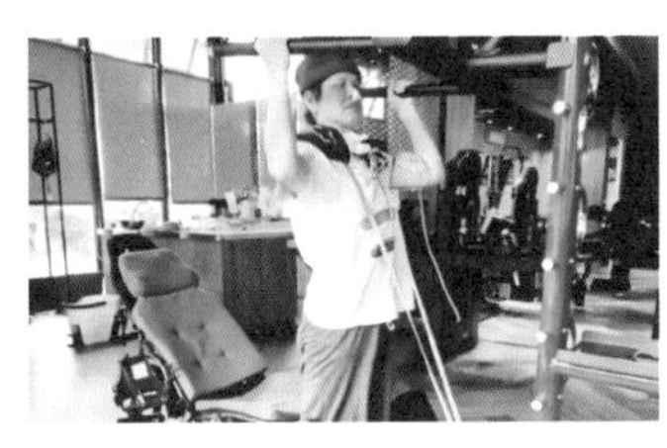
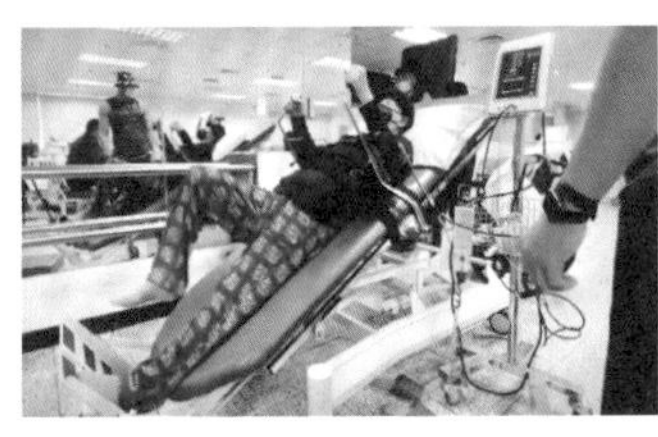
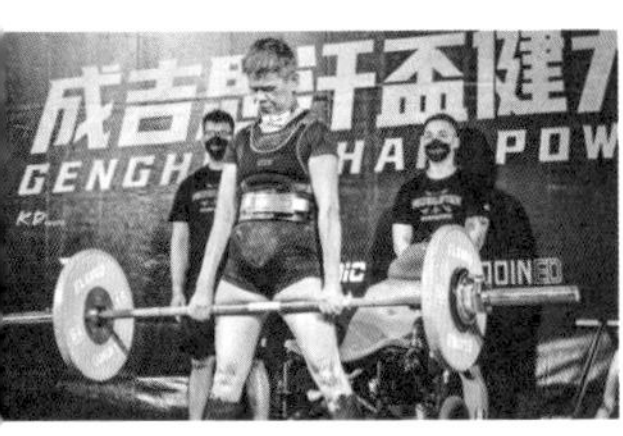
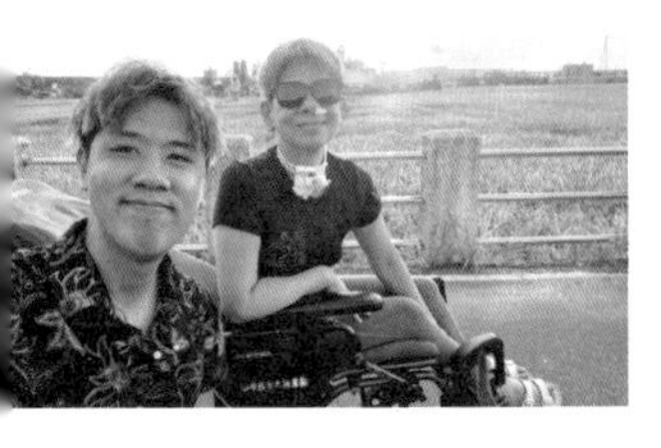
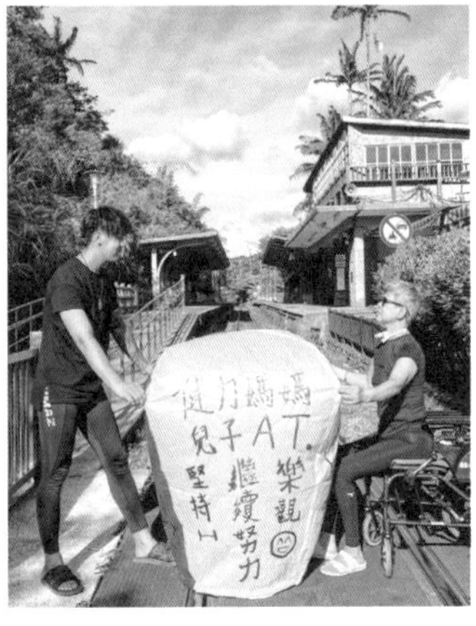

1、比賽中的我和小兒子，他是我的後盾。
2、剛出院去健身房訓練的期間。
3、在醫院復健的時候，做傾斜板測試。
4、參加成吉思汗盃健力公開賽。
5、將此刻的笑容拍下來，提醒自己不能忘記這些開心的時刻。
6、每一年許的願望，都會與兒子努力實現！

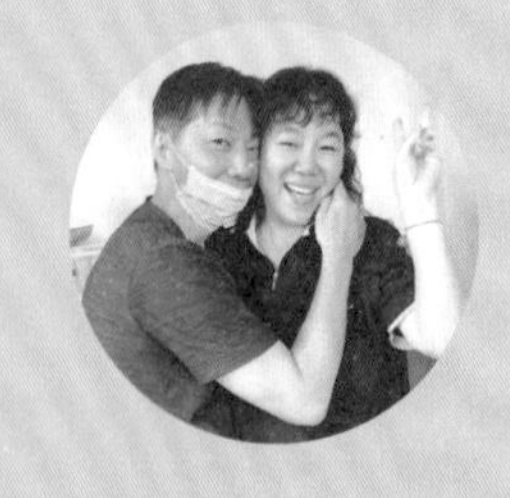

將相本無種，男兒當自強。

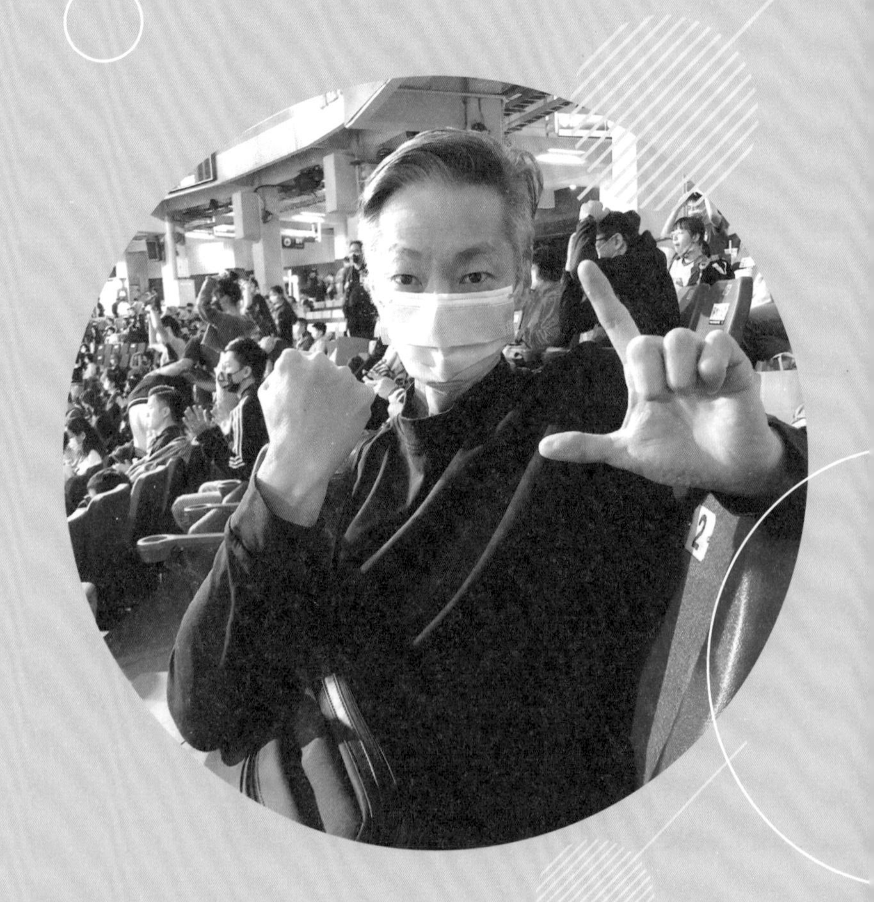

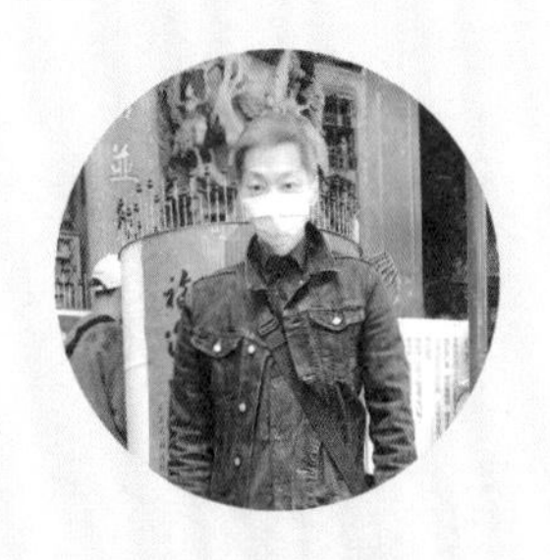

07

爲愛抗癌，走出生命低谷

——周則言

口腔癌

診斷時間：2004年9月

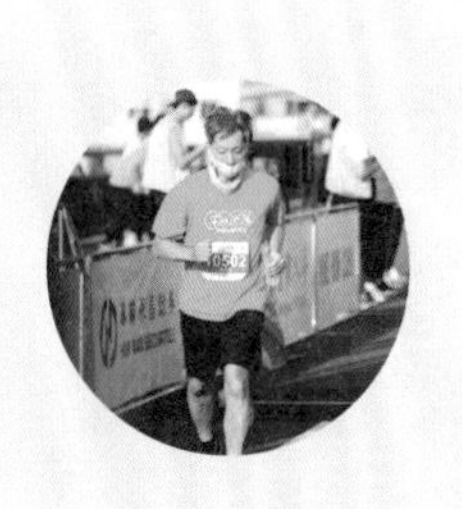

我在台北開了一家宵夜場的海鮮餐廳，日夜顛倒，常需藉由香菸、檳榔提神，再加上長期睡眠品質不佳，不規律的作息，埋下罹癌的種子。

只要還有機會，就去拚！

二〇〇四年，我的雙胞胎兒女剛滿三歲，人生一切順遂，卻瞬間掉入谷底。

以為是火氣大造成嘴破，直到牙齒發炎、臉部腫脹，才在家人的建議下就醫。經過一連串詳細的檢查後，醫師告訴我：「這是口腔癌四期，同時舌頭及右下齒齦都有不好的細胞，需要盡快處理。」

知道這個消息，我愣住了，回過神來問：「我還有機會嗎？」

當下其實不知道怎麼面對，十八年前資訊取得也不容易，心裡滿是無助和慌張。「只要還有機會，就去拚！」想到父母、老婆，以及剛滿三歲的兒女，無論如何也要拚一把！

說什麼啦？聽嘸啦！

手術切掉我三分之二的舌頭、右下齒齦，取了左小腿皮瓣、骨頭來重建；放療做了四十四次，骨頭也因此壞死，皮瓣被侵蝕又重新補皮瓣，反覆的手術、治療，一度覺得自己撐不下去……。

治療期間，太太全程照顧我，岳父、岳母幫忙照顧兒女，讓我無後顧之憂、全力抗癌。

接下來的十五年裡，我都在努力適應罹癌後的生活改變，因嘴巴無法閉合，活動也不比以往靈活，

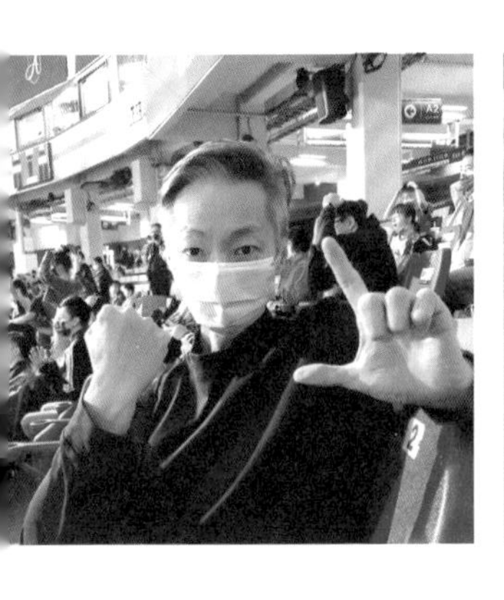

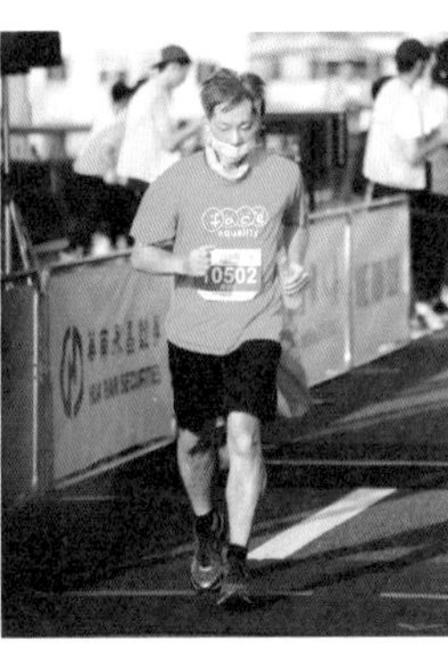

1　2

1、看球賽紀念。
2、參加臉部平權國道路跑。

說話不清楚也使我做生意與客人溝通更困難。

「說什麼啦？聽嘸啦！」每當客人這麼說時，即使有一肚子苦水，也只能不斷賠不是。

孩子自從知道我生病，會跪在神桌前祈求，希望我健康，在我不良於行的那段日子，也會搶著幫忙推輪椅、拿東西、挑骨頭、撥雞肉，回想那段最痛苦的日子，他們就是最溫暖的存在。

第二次罹癌，爲什麼又是我？

好不容易開始適應罹癌後的生活，卻在二〇一八年再次遭受打擊。

當時感覺到牙齦腫痛，因為先前的經驗，我就趕緊安排就醫檢查，確診齒齦癌。

「你要有心理準備，這次手術治療後，可能需要長期使用胃造口。」

我愣了一下，還是那句話：「機率呢？我能活下來的機率有多大？」即使只剩下百分之十的機會，我都願意再拚拚看！回到家，女兒追著我問檢查結果，接著哭成一團，看著他們的眼淚，身為父親的我在心底許下承諾，我會更勇敢面對！

手術切除了整個舌頭、兩側下齒齦，放療三十三次，也歷經多次化療，兩頰也因為補皮瓣，外表的改變更明顯了，嘴巴完全無法閉合，吃東西僅能以流質為主，因為下巴及舌頭的影響，幾乎難以辨識我說的話。

這次手術後，因醫院個管師的轉介，第一次接觸陽光基金會，事隔多年的再次確診實在難熬，除生理上更多的不便之外，心情上也十分沮喪，不明白自己這麼努力了，也撐過了醫師說的五年，為什麼又是我？

心裡有太多的愁苦無處可說，所幸陽光心理師服務介入，讓我渡過了那些深怕疾病復發的日子。第二次的手術也讓吞嚥變得更加困難，放療後，頸部像是被人掐住喉嚨般難受，我開始到陽光基金會去復健，有口友一同復健、運動，大家互相關心、交換照顧自己的方法，一起練習吃飯……，這些都讓我覺得溫暖，也感覺我不是一個人在對抗癌症。

人可以生病，但心不可以生病

在這些日子裡，我一直告訴自己：「人可以生病，但心不可以生病。」雖然全身傷痕累累，但因為我總是樂觀且積極面對，所以關懷新病友與家屬時很有說服力。

很多病友常因不瞭解癌症，產生巨大恐懼，選擇逃避治療。因此，我多次至醫院探病分享，說服口友勇敢面對開刀治療。

在家人及朋友的規勸時，許多病友總會認為沒人能瞭解自己心裡的感受，因此，我分享自身經歷去關心及陪伴，影響更多病友，從逃避到積極接受治療，之後成功重生，這是讓我覺得很驕傲的事。

將近十九年的抗癌過程中，我從無知、擔心害怕到接受並面對生活的改變，肯定自己的存在價值，開始願意主動關心陌生的新病友，現在想來實在不易，但生活還是在轉動，我希望自己繼續努力，繼續照顧自己和所愛的人。

1
2 3
4 5

1、和家人合影。
2、2019 年獲得陽光基金會頒發「口癌表揚—精益求精獎」。
3、用餐樣貌—需斜躺 + 醬料瓶裝流質。
4、5、和口友一起參加運動訓練團。

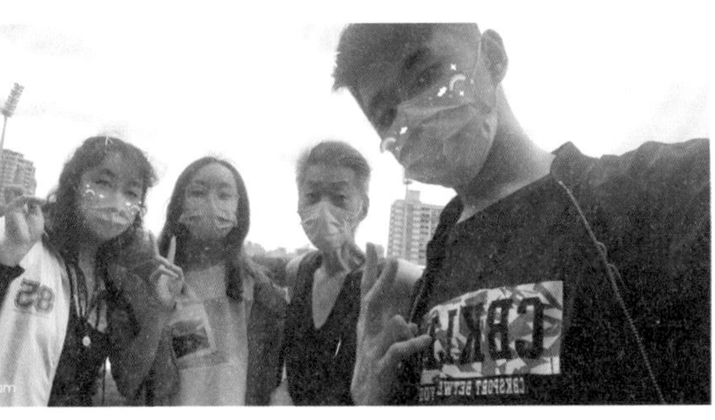

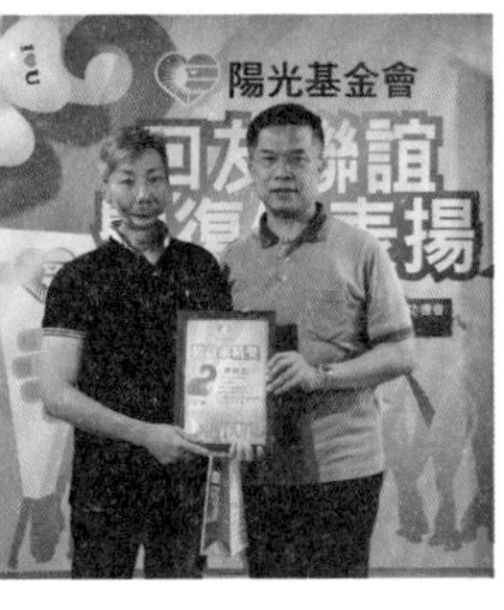

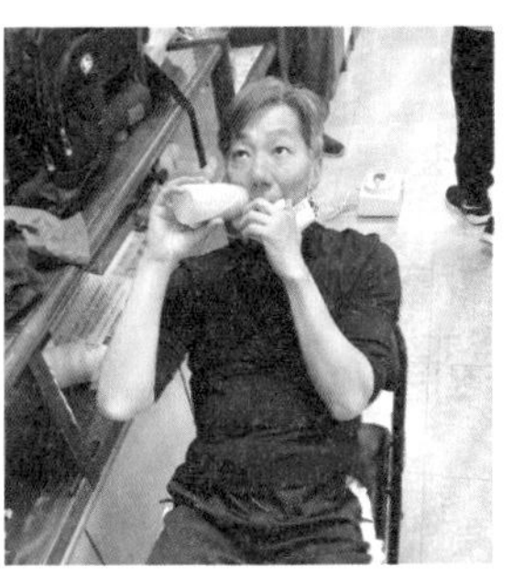

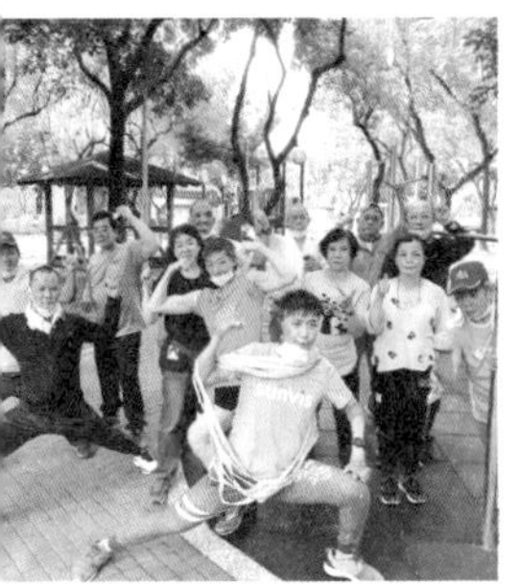

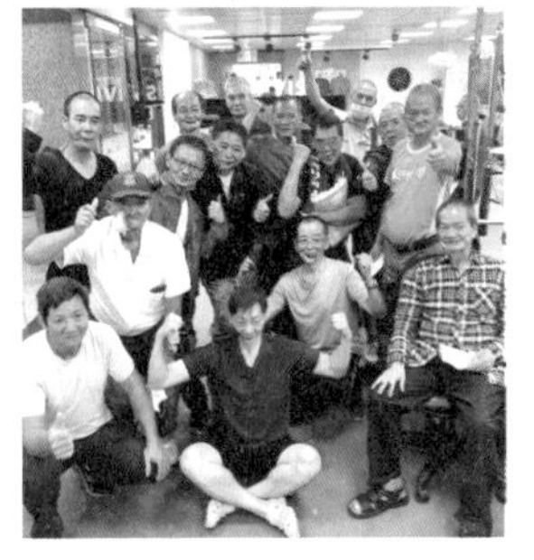

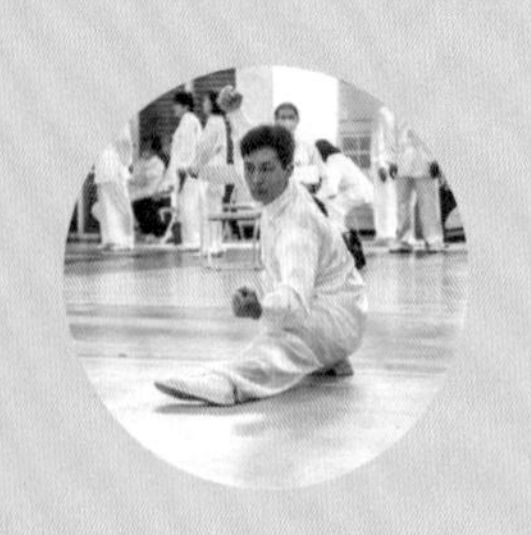

罹癌不是打擊，
是上天給我的機會。

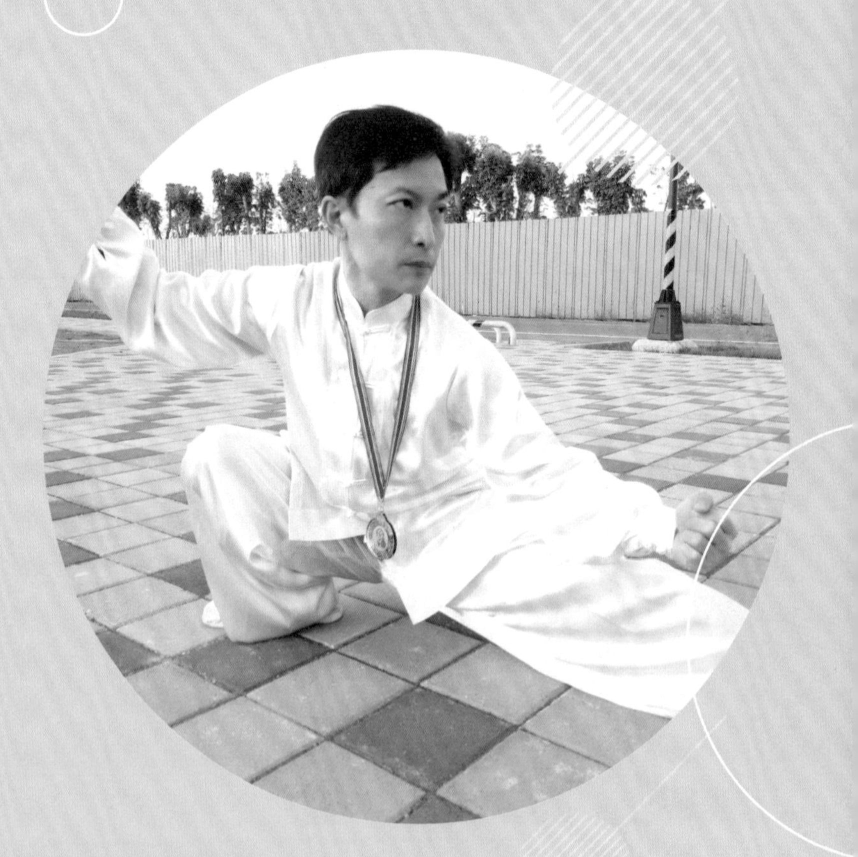

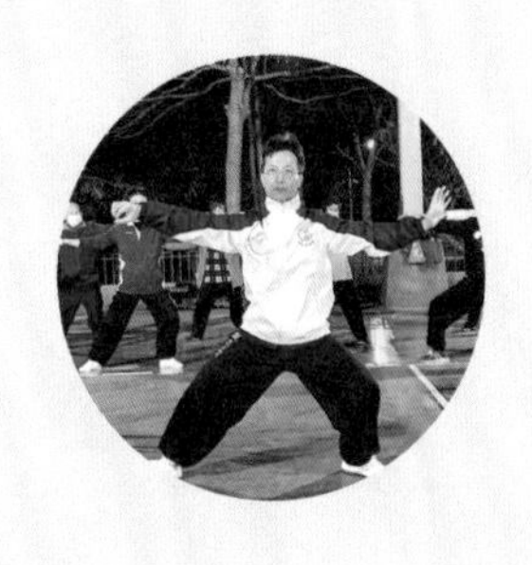

08 無「胃」無懼，創造精彩人生——涂景爲

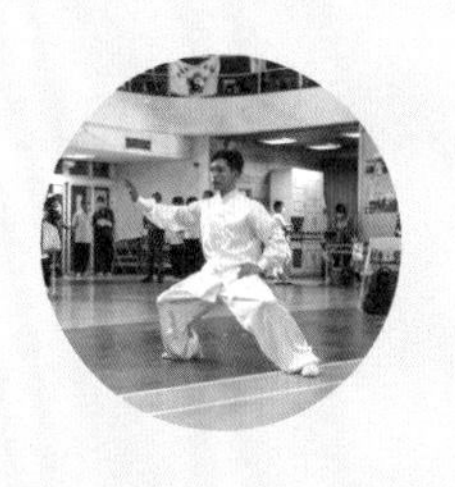

胃癌
診斷時間：2015年8月

「報告有異常，醫師請你回來看報告。」

「是壞東西！」我只是傻傻地看著醫師，依然狀況外。

「這是胃癌，腫瘤大概一公分大小。」醫師又說一遍，這次我聽清楚了，當下反應不及只淡淡說了：「喔！」身為醫護人員的老婆，則在背後潸然淚下。

接下來醫師說的一字一句，我都聽見了，但腦袋就是一片空白。

胃痛成常態，竟成「胃癌」

胃痛對我來說早已是常態，發作時吃個胃藥，就能得到舒緩，我把問題歸咎於工作的忙碌；但這次不同，連續五天，吃藥、打針都不見效果，甚至痛到送急診也檢查不出原因，身為護理人員的老婆覺得不對勁，安排胃鏡檢查，沒想到竟然是「胃癌」。

「兩個星期後，要做全胃切除手術。」看完報告，醫師立刻做出全胃切除手術的醫囑。

我以為只要手術完，胃癌就會痊癒，但事情並沒有我想像的那麼簡單。手術進行了八個小時，切除全胃及周邊淋巴廓清，為了避免復發，醫療團隊後續安排化學治療、放射線治療。出院前，醫師語重心長地說：「全胃切除後，要重新學習飲食，大概可以恢復到正常人的八成，我相信你可以做到！」當時一頭霧水，直到出院回家的第一餐，我才明白話裡的涵義。

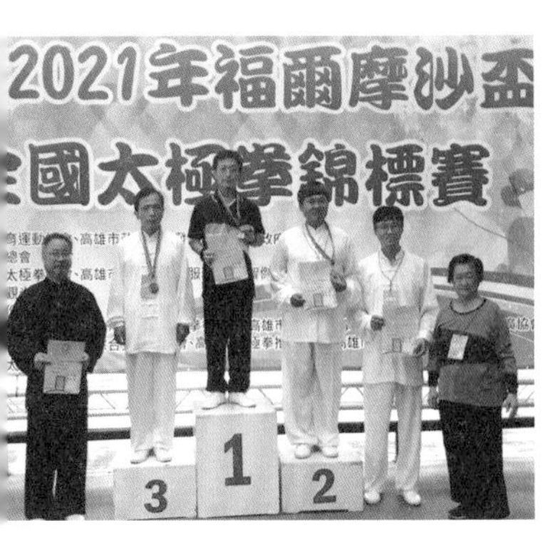

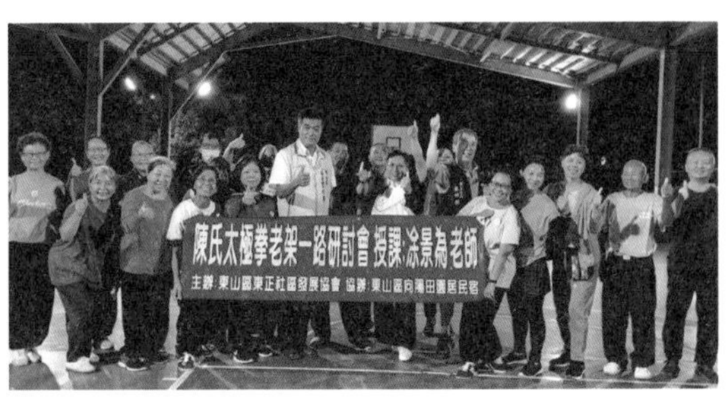

1　2　1、2021 年福爾摩沙盃太極拳錦標賽冠軍。
2、應鄉里邀請義務推廣太極拳。

兩口粥塞在食道與小腸接合處兩個多小時，下不去也吐不出，呼吸困難、狂冒冷汗、頭暈目眩，後來我才知道全胃切除的病患，要克服的難關之一就是「傾食症候群」，面對餐餐都需要經歷的折磨，我已經沒有活下去的動力，心裡想著：「再撐個幾年，等小孩長大了，就可以解脫了！」

術後一個月回到職場，一邊上班一邊繼續療程，為了避免傾食症候群影響工作，所以我在公司能不吃就不吃，連水也不敢喝太多，就這樣過了兩年，竟引發肌少症、足底筋膜炎、手腳無力、低血糖等體弱症狀，因為害怕面對傾食症候群所帶來的痛苦，所以一餐吃得比一餐少，內心有了「死了就算了」的念頭，也從沒間斷過。

太極拳讓體能增加，不再是別人眼中的弱勢

「我報名了泰國旅遊團，一起去吧！」老婆看我情緒低落，想陪我出門散散心。

到了目的地卻讓我挫折感倍增，由於體力不佳，跟不上團體的速度，只能不停找地方休息，老婆也只能守在我身邊，無法玩得盡

興，我心中充滿愧疚。

回到台灣後，心裡想著至少不要拖累家人，因此，我開始尋找適合自己的運動，但因為血糖低下跟肌少症，我能進行的運動項目非常有限，在遍尋所有運動之後，我開始接觸太極拳。幾個月過去，體能逐漸改善，食量也跟著慢慢變好！

肉眼可見的成果，讓我更加勤於練習，甚至將這份喜悅，分享給抗癌戰友會的癌友，那一刻，我感覺自己好像終於有點用處，不再是別人眼中的弱勢。

「我要參加太極拳比賽！」復健有成的我想要證明自己，決定參加比賽。

有了目標之後，生活開始變得更有動力，但就在這時，我被公司資遣了……。我的心又瞬間跌落萬丈深淵。

消沉了一個月，朋友找上我，希望我去訪視一位胃癌的老人家。我才發現還有人正經歷比我更多的艱辛，我應該打起精神，利用待業的時間好好運動、復健，並且與更多人分享，關心他人。

重新振作後，體力變得比之前更好，因為傾食症候群導致的恐食症不藥而癒，重新找到工作，也如願站上賽場，並榮獲「二〇二一年福爾摩沙盃太極拳錦標賽」冠軍。

胃癌是上天給我的機會！

這兩年，偶爾有歷屆抗癌鬥士鼓勵我參加抗癌鬥士徵選，前年徵選主題是「我也曾經不勇敢」，那時我正走向勇敢之路，積極準備太極拳比賽；去年有更多抗癌鬥士鼓勵我，那時我正擔任社區太極拳教練志工、推廣太極拳，並以自身抗癌歷程，提醒民眾重視健康，生活雖然稱不上精彩，卻很踏實。

今年有位記者對我說：「你除了展現健康，分享希望給癌友、帶動社區老人家運動風氣之外，也可以把運動要及時的概念，分享給社會上其他亞健康的人們，畢竟預防重於治療，不要等生病才運動。」

原本我覺得胃癌是上天給我的打擊，但現在我認為這是上天給我的機會，讓我認真審視自己的生活習慣，重新找回人生方向，同時，也讓我更明白自己的使命，我要繼續運動、持續推廣運動、繼續展現正能量、繼續我的「無『胃』無懼，無畏人生」。

1
2
3 4

1、太極拳招式雀地龍，有「絕地求生」的涵義。
2、投身公益，擔任社區太極拳義務教練。
3、站上賽場，證明自己也能和正常人一樣。
4、應區公所邀請太極拳講座並分享運動抗癌。

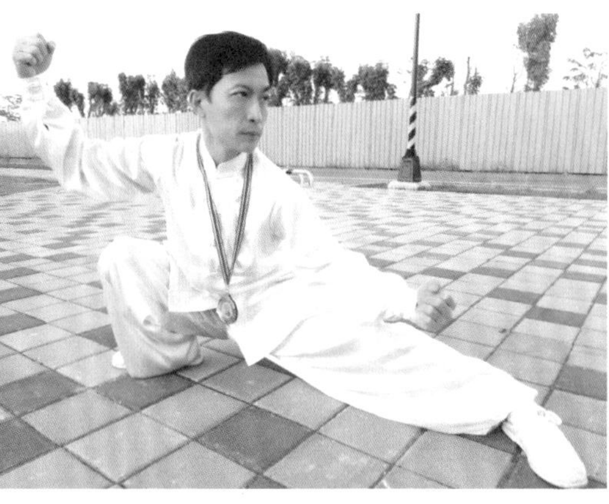

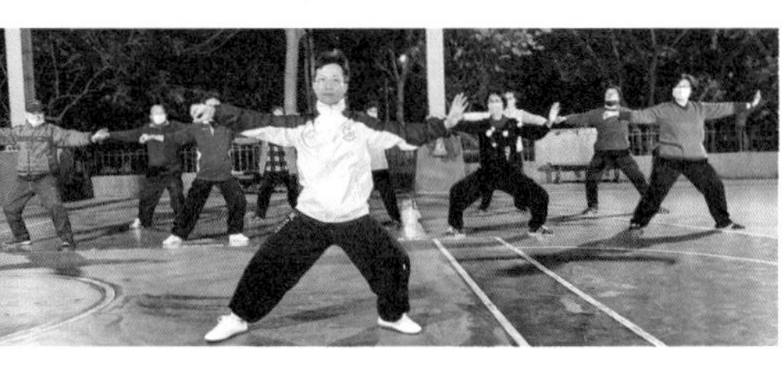

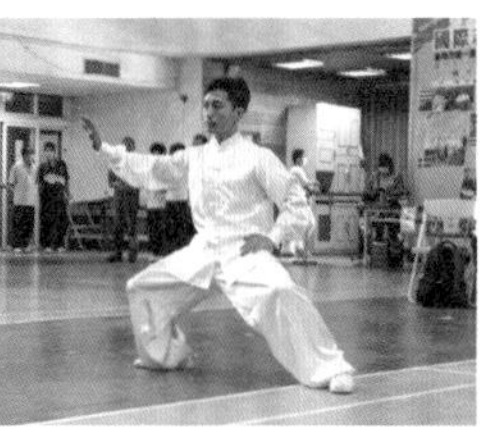

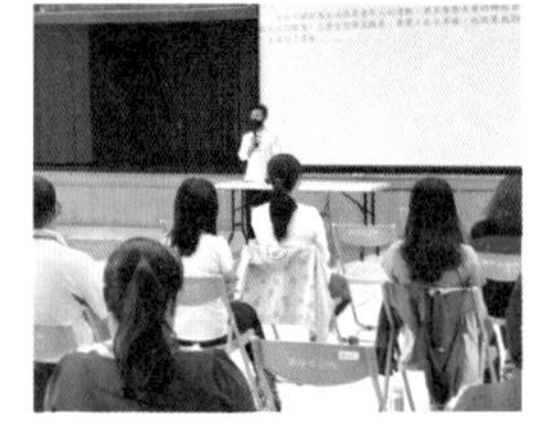

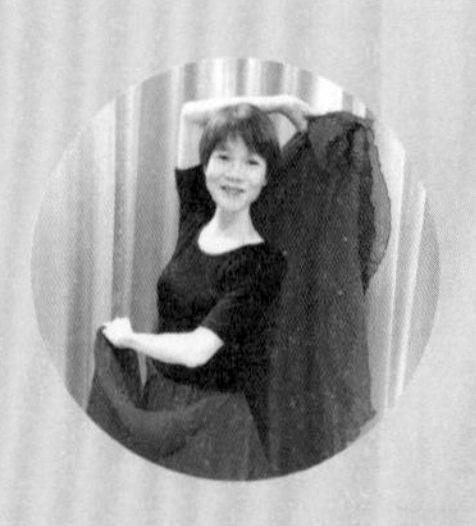

喜樂的心是良藥，
活著就有機會，永遠不要放棄！

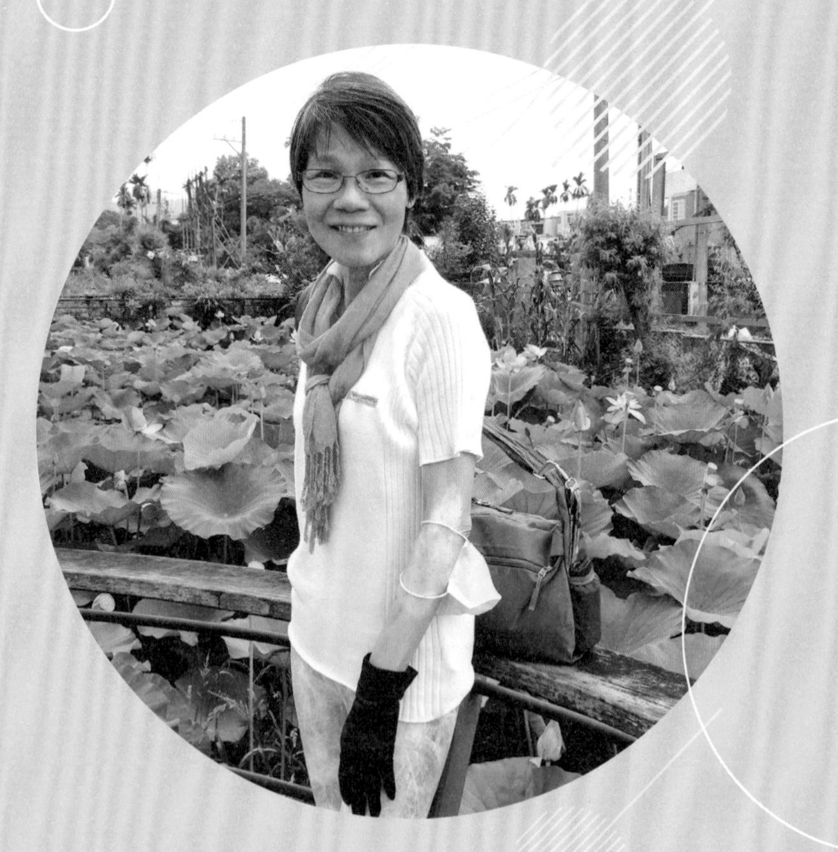

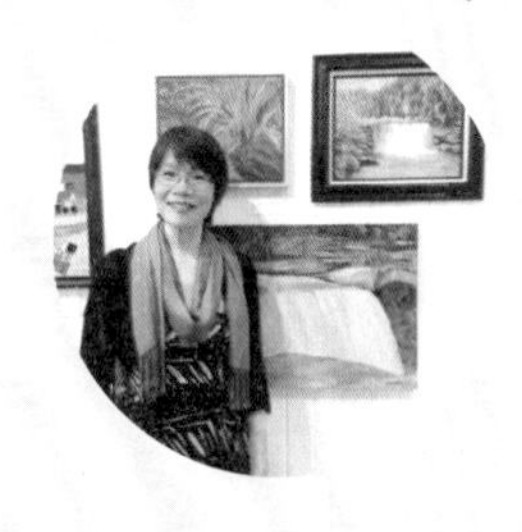

09

浴火重生，找到生命的價值

——汪念慈

乳癌／胃癌／肺腺癌
診斷時間：2018年11月

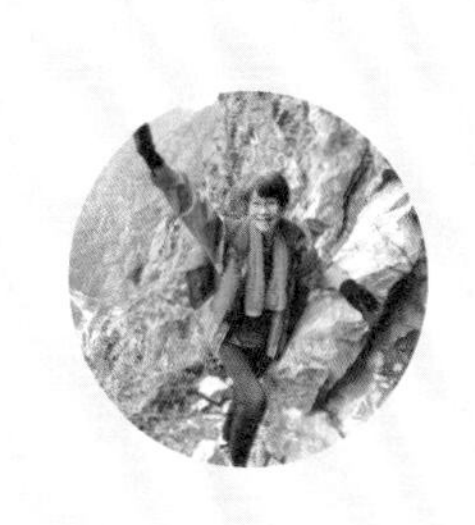

一次健康檢查發現乳房腫塊，因堅持回台灣參加姪子的婚禮而延後原本預計在美國的手術治療，等到再次回到美國，手術前檢查時，腫塊竟消失了！後來，每半年的例行性檢查，都不見腫塊蹤影。

直到七年後的一次健康檢查，開啟了我的抗癌之路。短短的半年內，我罹患三個癌症。

半年內，三次癌症接踵而來

二〇一八年的健康檢查，我成為了乳癌患者。

還記得那天，我漫無目地開著車，好似在尋找未來的路，也好像是在逃離緊追身後的病魔，收音機裡傳來一首詩歌：「You are in a good hand.」（妳會被好好照顧的），這讓烏雲密布中，透出希望的微光。

手術治療後，我以為一切都能回到正軌，當我滿心歡喜地準備迎接春節的到來，期待能與家人過節，卻得知自己確診胃癌。想到前陣子，因胃部稍有不適，去做了檢查，這個消息，狠狠將我再次推落谷底。

癌細胞已經感染腹部，需要切除三分之二的胃和摘除腹腔淋巴，手術後，我開始了化療前的例行檢查，為接下來的化療做準備，過程中，醫師經由電腦斷層的結果發現肺部有異常，進一步檢查後，確定罹患肺腺癌。因此，胃癌化療前，針對肺部腫瘤先接受了手術，切除右上肺葉，不幸中的大幸是癌細胞沒有擴散。

嘔吐、腹瀉又氣喘，難以克服的副作用

六個月內，我接受了三個大手術，身體已經十分虛弱。經過胃切、腸胃重建手術，讓我無法正常進食，美味當前卻止不住反胃，短短幾天就掉了十公斤。

雖然吃不下，但看到別人吃，我仍然非常羨慕，也經常上網「視吃」，並寫下康復後，一定要去品嚐的美食清單。

「等妳康復，我們就去把清單上的美食都吃一遍！」先生、女兒也承諾會陪我一起去享受。

除了嘔吐、食慾降低，腸胃道重建，加上膽囊也因病況需要切除，導致消化道功能嚴重破壞，在沒有幽門的情況下，吃進的食物常會直接掉入小腸，造成劇烈腹痛。當回診時，醫師說著：「妳瘦到連內臟脂肪都沒了。」我的眼淚奪眶而出，那時覺得自己宛如乾枯、凋零的生命。

為了家人，我不願就這樣放棄，因此我求神給我堅強的力量。

很幸運地，讓我遇見了優秀的醫療團隊，讓我能緩解嘔吐、腹瀉等副作用的不適，讓我能克服術後氣喘，還鼓勵我要調適心情、培養體力。我心裡明白與醫療團隊配合，才有抗癌成功的機會。

枕邊的衛生紙，是先生的愛與體貼

還記得剛手術完的我相當虛弱，一點小聲音在耳邊都會使我痛苦萬分。當時正值天氣逐漸轉熱的五

月，蚊子在病房內嗡嗡作響，讓我不堪其擾，情緒也變得起伏不定。先生注意到了我的不適，每當有蚊子出現，他就會伸出手腳，讓蚊子咬他，再趁機打死。除了對聲音的敏感之外，術後的我經常咳嗽，喉嚨裡有吐不完的痰，因此，他會把衛生紙折成四方形堆疊起來，放到枕頭邊讓我方便吐痰。

起初我以為白天照顧我的同時，他以折衛生紙打發時間，後來因為咳嗽、卡痰讓我輾轉難眠，好幾個半夜醒來，看見他安靜地坐在一旁折衛生紙，一疊一疊折好，再小心翼翼地用塑膠袋裝好。

「為什麼要折這麼多？」我忍不住好奇地問。

「這些是我不在房間時，妳需要用到的量。」我這才知道，每次我隨手可得的衛生紙，是他對我的愛與體貼。

分享自身經歷，鼓勵癌友面對治療

抗癌期間，因為先生在國外工作的緣故，我以住院治療居多，醫師建議多走動可改善水腫，我也因此認識了許多癌友。

看到其他癌友因害怕而沮喪、憂慮，我知道她們需要被鼓勵，便開始去探訪、陪伴。其中，有許多位至今仍是好姐妹。

「半年內，我得了三個癌症，但我還活著！」在分享自己故事的過程，常聽到她們驚呼：「妳好勇敢！」、「聽妳這麼一說，我也對自己有了信心！」這些經驗的分享與鼓勵，幫助不少癌友勇敢面對治療。罹癌前，我總是想證明自己的價值，我常說：「人定勝天。」但這一段經歷，讓我改變對生命的態度，更理解生命的可貴，必須好好去珍惜。

我也曾想過：「為什麼會是我？」後來，我反而覺得自己很幸運。

感謝這些經歷，讓我能停下腳步、好好調整生活步調，也感謝上帝，讓我在康復之後，還有許多歲月時光能繼續助人。

1 2 3
4 5
6 7

1、2019 年先生請假來台照顧我，徹夜為我折衛生紙。
2、2020 年化療用藥中，和好友也是癌友一同遊山玩水喝咖啡。
3、2020 年爸爸確診食道癌，需要化療和放療，爸爸看我三個癌症恢復得很好，相信上帝也會醫治他。
4、2022 年和母親姐妹渡假享幸福。
5、2020 年女兒婚宴與部分家人合影。
6、2022 年與高雄姐妹共同表演歡慶。
7、2022 年參加乳癌協會 20 週年慶祝活動。

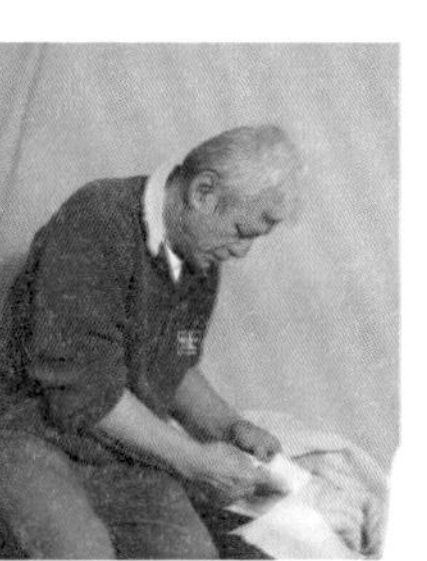
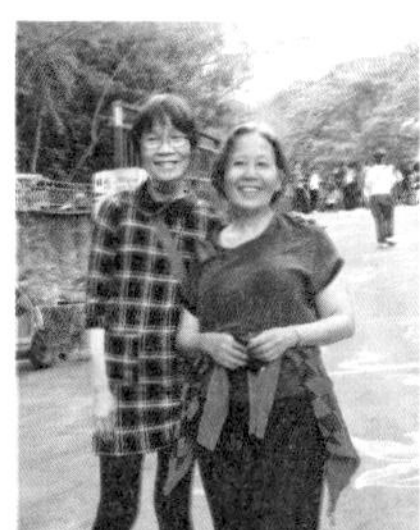
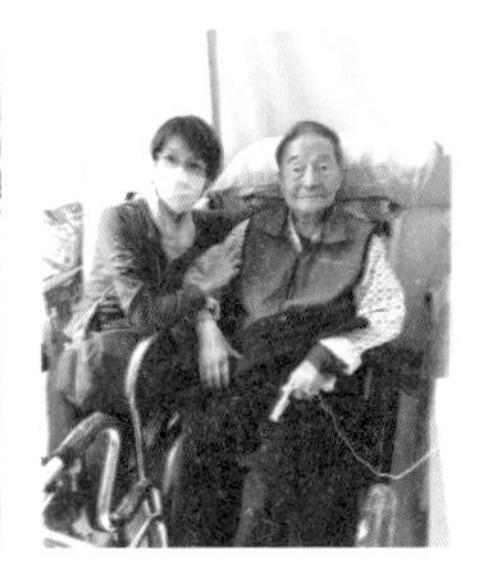
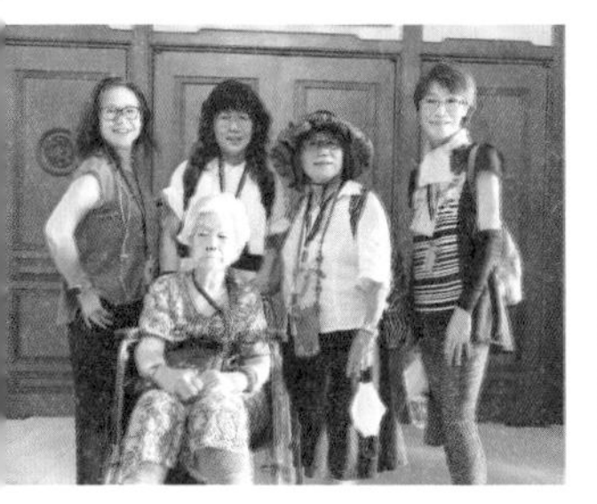
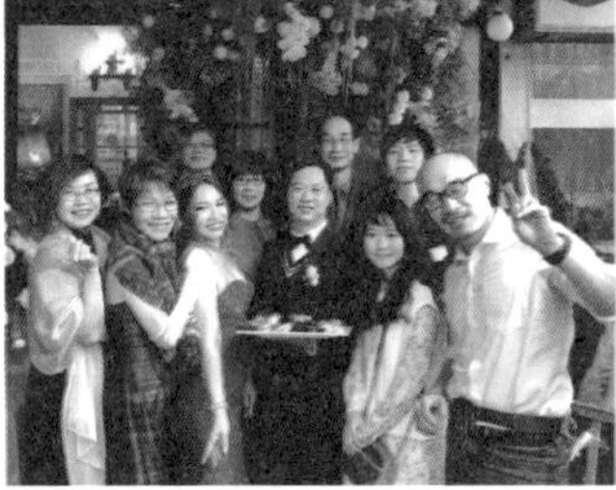
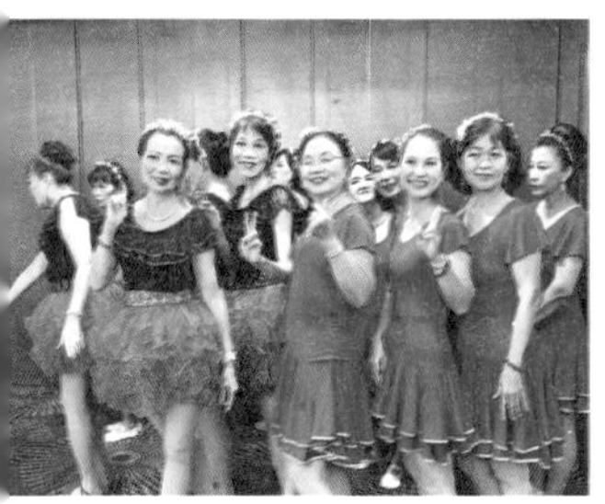
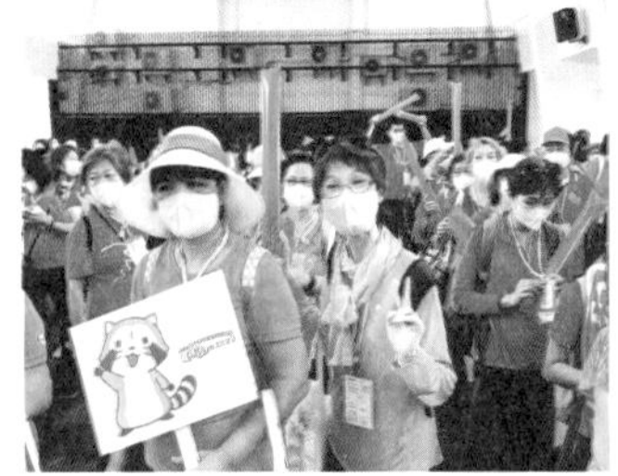

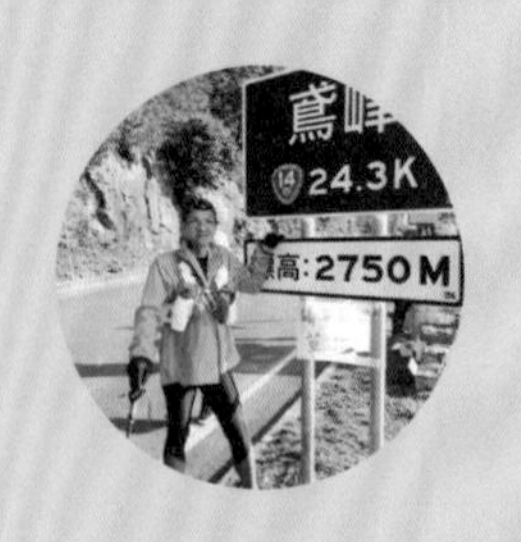

生命的長短，
不會改變我繼續勇敢的信念！

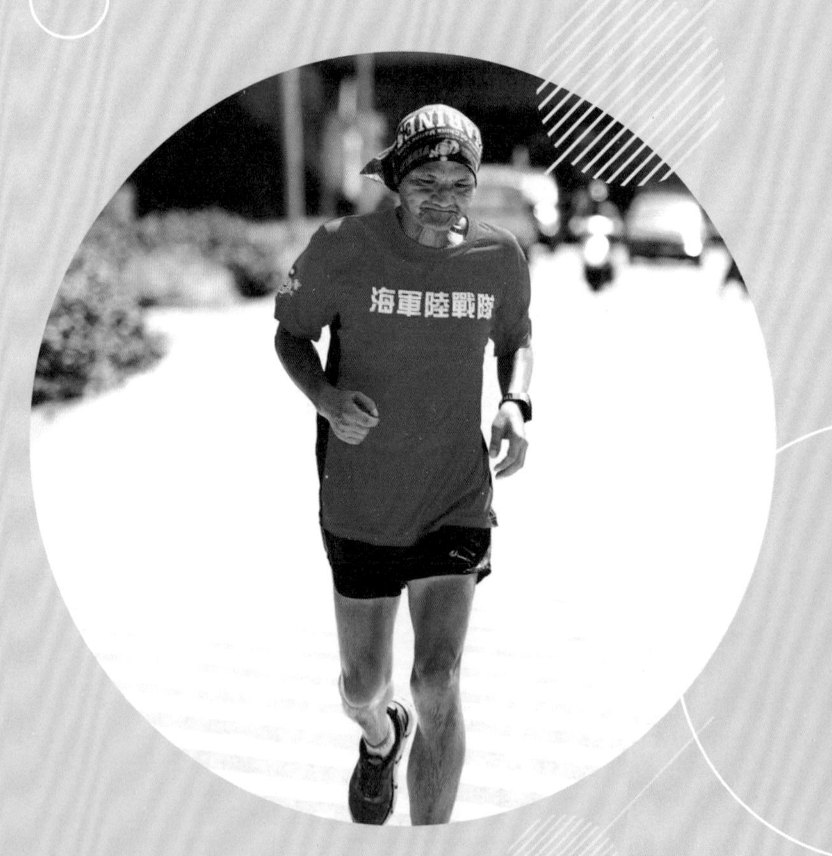

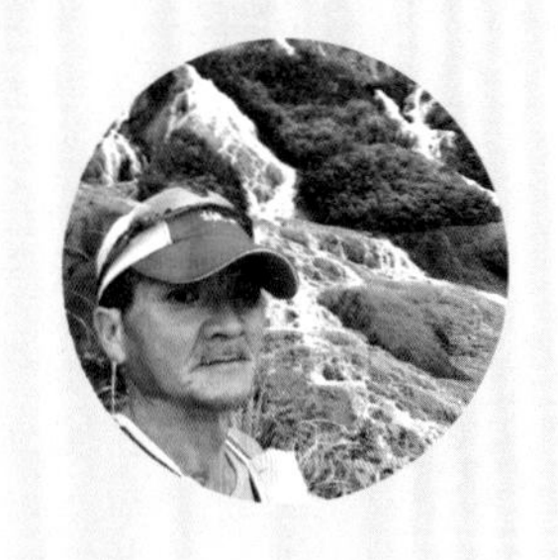

10 歷經生命淬鍊的人生跑者

——葉斯科

喉癌

診斷時間：2019年12月

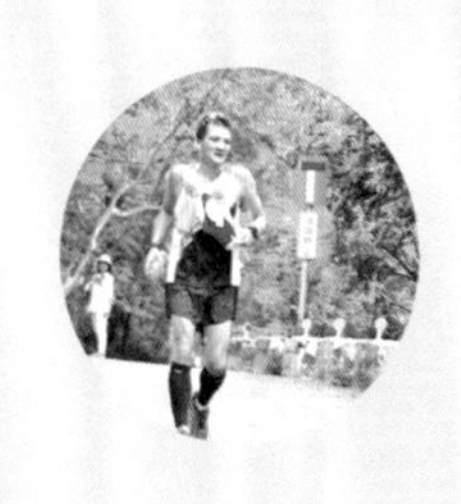

我的人生沒有太多幸運，中獎的好事從來不會輪到我，卻在十二年間，確診了三次癌。

「不會是我啦！」菸酒檳榔長年在手，即使被牙醫警告口腔有纖維化的情況，也總是心存僥倖，依然故我。

兒子成爲努力活著的動力

有天不經意對著後照鏡伸出舌頭，發現長了一顆不痛不癢的顆粒，在朋友的叮嚀下，我看了醫師。

「抽菸、吃檳榔嗎？」

我還特意隱瞞：「以前有，但戒了很久。」醫師讓我做了切片，這時也意識到情況不太對，壓抑心中的不安，直到回診看病理報告——舌癌。我開始建構起死亡的情節，開始後悔過去不聽勸的自己，自怨自艾。

「只要切掉十元大小的腫瘤，縫合就好。」醫師的安慰，讓我平靜下來。

術後口腔疼痛、惡臭，讓我無法入睡。獨自一人在病房中捱過黑夜與白天，我意志情緒越來越消沉，大嫂因為孩子的一句：「想爸爸。」而帶著來探望我。

兒子踏入病房，看到我臉上包著紗布的模樣，眼神充滿了害怕，慢慢走近我、撫摸我的臉，然後抱著我流淚。這一刻成為我堅持下去的動力，我要活著陪他長大！

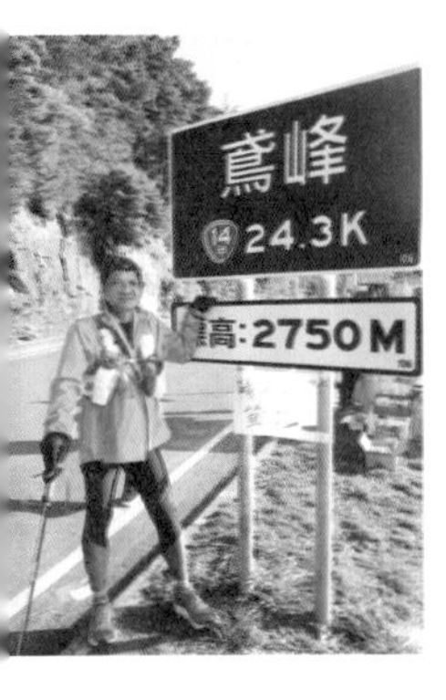

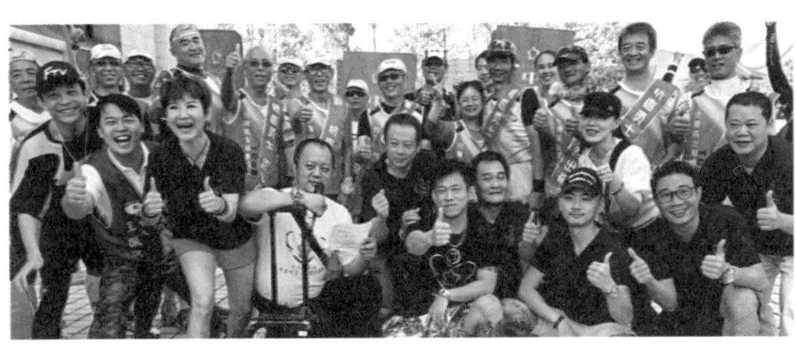

1 2　1、縱貫台灣750公里賽程，往武嶺前進宜蘭！
2、2016年癌友馬拉松環台完賽。

再次罹癌，摧毀了求生意志

生了一場大病後，我才意識到健康的重要性，於是我開始運動，接觸了公路車，也進一步參與賽事，運動成為了我的生活重心。「有運動就不會得癌症」我這麼想，於是我在戒菸四年之後，重蹈覆轍，有恃無恐地抽了起來。

過了五年追蹤期後的第一年，喝湯時，熱湯參雜著碎肉碎骨滑進我的食道，因為持續感到不適，到醫院做了檢查，坐在診療椅上的我，聽著醫師宣告不幸再次降臨，我罹患了喉癌。這次的確讓我見識癌症治療的痛苦，開完刀之後，後續安排了三十七次電療，八次化療，甚至為了治療，必須將不好的牙齒拔光。

在治療期間，我會在體力良好的時候，開車到台中探望兒子，然而隨著時間流逝、電化療的次數增加，不間斷的治療逐漸吞噬了體力、信心，以及求生意志，那段時間在凌晨的高速公路上，經常有轉個方向盤就可以結束這一切的念頭，在腦海裡盤旋著，每當這種時候，總會回想起當初兒子來探望我的畫面，我是他唯一的依靠，沒有我，他怎麼辦？

為了兒子，再怎麼茫然的未來，我會繼續勇敢下去……。

因爲是抗癌鬥士，所以一定要堅持

回診時，跟醫師抱怨自己努力運動，卻還是罹了癌，放射腫瘤科張東杰教授跟我說：「如果沒有你努力運動的底子，也許你熬不過這次的治療！」頓時驚醒夢中人。

我在電視上看見無舌的癌症跑友莊啟仁的勵志報導，讓我開始接觸馬拉松運動，從五公里到十公里慢慢練習，鼓起勇氣報名半馬二十一公里的賽事，在報名的那一刻，憑藉單車賽事的經驗，為自己加油打氣。第一次成功跑完半馬，讓我對自己更加有信心，不知不覺間就挑戰了十六場全馬，並且參加了台灣癌友單車協會舉辦癌友跑步環島，跑步環島與馬拉松不同，不免擔憂自己真的做得到嗎？在所有自發性、虛榮感的催化下，我告訴自己一定要完成這個艱鉅的任務，縱然只有淺短的跑齡，但因為我是抗癌鬥士，所以一定要力拚堅持！

癌症改變容貌，沒有改變我勇敢的信念

今年初，又是追蹤滿五年的頭一年，癌症又找上門了。

牙齦腫了一個包，檢查後是口底惡性腫瘤。這次癌細胞屬於猛烈型，因此開刀的範圍擴大，手術聯合耳鼻喉科與整形外科整整八小時才結束。手術後，歷經加護病房的痛苦折磨，真切體驗到人生的無奈，因為插氣切管不能言語、全身麻痛，術後疼痛讓血壓飆升到一七〇……。

沒有癌症家族史的我，罹患三次癌症。這一次做了三十次電療和五次化療，結束療程，我還是戴著氣切管，沒辦法自行吸入需要的氧氣；練習灌食，深怕吸入性肺炎，最終還是讓肺結痂了，引以為傲的馬拉松肺活量蕩然無存，戴氣切管跟灌食，是我的餘生宿命嗎？

我歷經三次的人生試煉，屢次收到確診的打擊，讓我感受生命的無奈，這一次反而用一種平常心看待，沒有害怕，沒有抱怨，謙卑而正向來面對抗癌之路。

我不喜歡太英雄式的正能量，我們是人，所以會有害怕、哭泣、怨艾，唯有渡過這一切，自己才能堅強，我用十二年三次癌的體驗，告訴大家：「我不知道這次治療的結果是什麼，但我會繼續用信念勇敢地面對！」

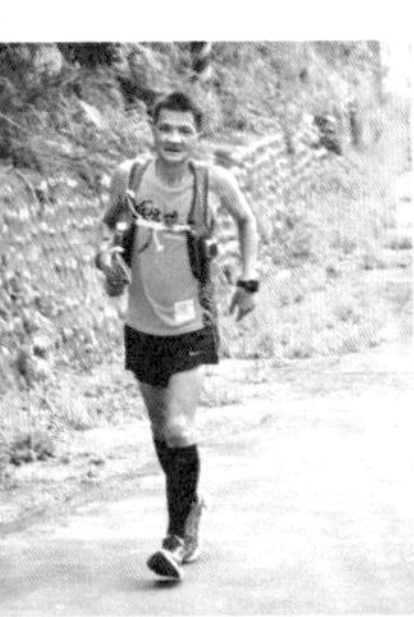
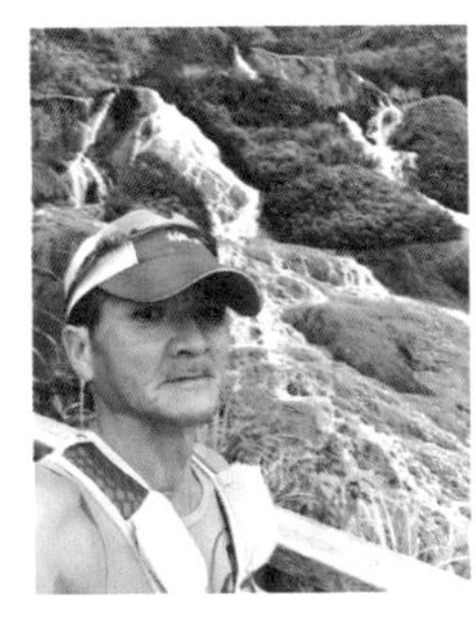
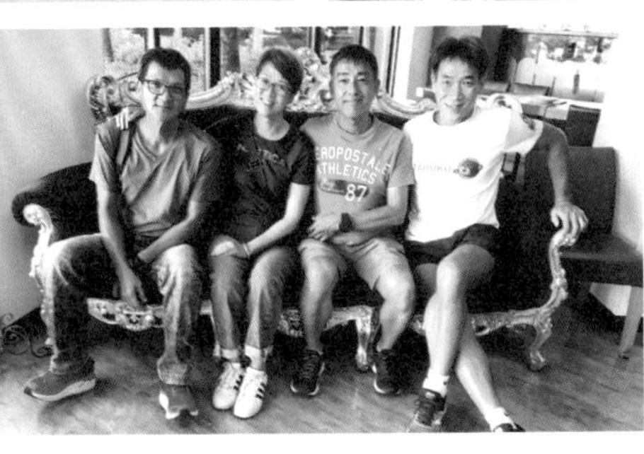
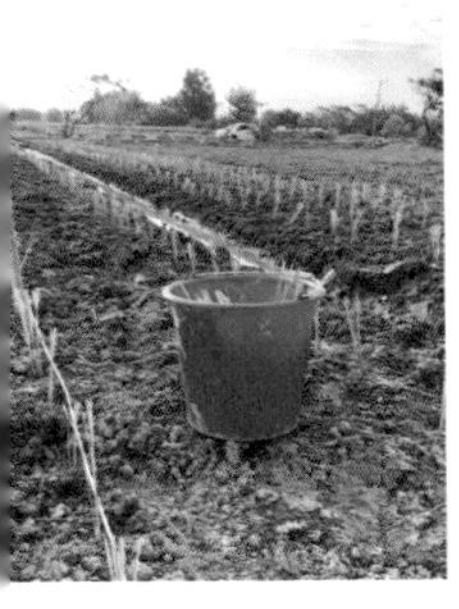
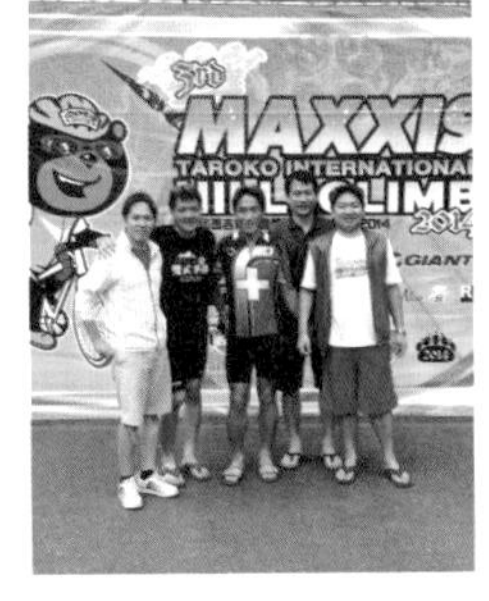

1、2、九份金瓜石自主賽事。
3、罹癌的日子，永遠給我關心支持的摯友！
4、自己開墾的香茅事業。
5、東進武嶺單車賽，花蓮七星潭到武嶺 80 公里完賽。

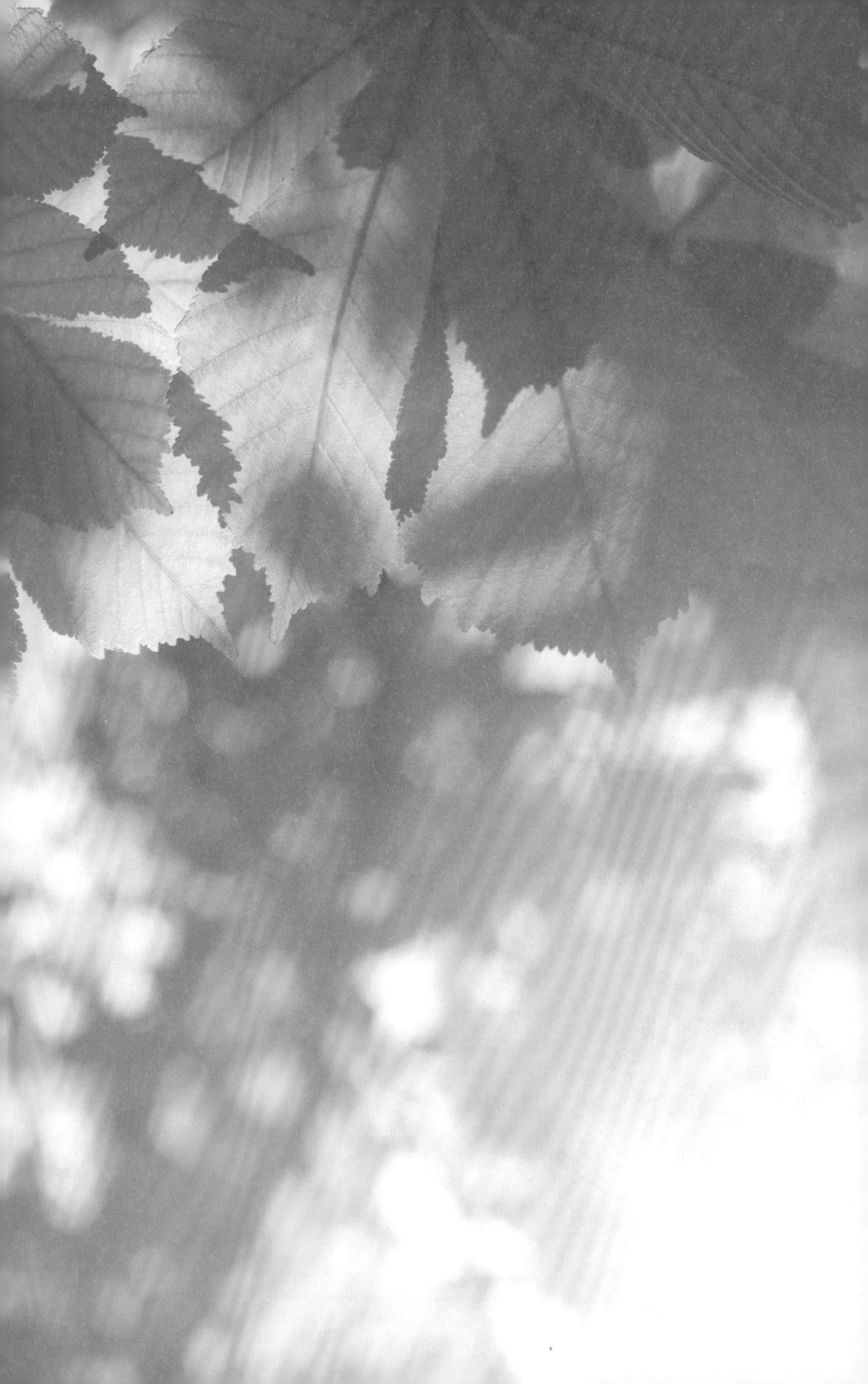

〔專家篇〕

翻轉癌症，抗癌力大躍進

「癌症已不再是絕症！」從癌症預防、癌症治療到癌後樂活，不只要活得久，活得快樂，更要活得有品質。

I

癌可預防！防癌抗癌有5功

隨著經濟結構與生活飲食型態的轉變，加上環境汙染因子的影響，國人罹患癌症的比例逐年升高，但癌症的發生並非一朝一夕能造成，也不會是單一因素所導致，只有培養正確、良好的日常生活習慣，才能遠離癌症的威脅。因此，台灣癌症基金會長期推廣「全民練5功　防癌就輕鬆」整合性的癌症預防概念，依循健康生活型態的五個功法，即「蔬果彩虹579」、「規律運動」、「體重控制」、「遠離菸檳」、「定期篩檢」，這五項生活型態的實踐同時並行，能有效降低罹癌風險。

01

名人訪談

連我九十歲的阿嬤都能做到，你沒有理由做不到！

名人採訪／營養師 黃君聖
撰文／謝懿安

「水喔！阿嬤！從八十二公斤瘦到六十三公斤了！」網路上人氣營養師Sunny（本名黃君聖），二〇二〇年開始帶著阿嬤、媽媽一起透過均衡飲食減重，影片一出，點閱率直破百萬，三代同堂一起實踐營養的做法，也跳脫一般人對營養衛教影片的想像。

飲食控制至今，即將滿三年，「連我阿嬤都能成功，你一定也可以！」一番話鼓勵許多網友重新正視飲食習慣，揪全家一起健康吃。

讓我們一起學習該如何透均衡飲食，為自己跟家人打造抗癌力、遠離慢性病！

飲食要固根基，別爲了速成迷信偏方

不管是防癌、抗癌還是追求健康，均衡飲食是一切根本。聽起來簡單，做到的人卻很少。健康沒有速成公式，許多人的身體一有狀況，就想要依賴偏方、保健食品讓自己快點好起來，反而本末倒置。均衡飲食是身體的根基，只要基底打好了，後續的保健才有加分效果。

一開始，要有一個懂得選擇食物的頭腦，瞭解什麼是六大類食物，包含全穀雜糧類、豆魚蛋肉類、蔬菜類、水果類、乳品類及油脂與堅果類。看懂什麼食物有蛋白質，什麼碳水化合物成分太高，認識後就能分辨該怎麼吃？能吃多少？

> 以蔬果為例，現代人蔬果攝取普遍不足，許多癌症、慢性病都跟飲食有關。

蔬果中含有各種植化素，具有抗氧化的功效。例如紅色蔬果帶有茄紅素、類胡蘿蔔素，有助保護心血管健康；白色蔬果有豐富含硫有機化合物，可以增加免疫力、降低癌症發生；黑紫色的蔬果則有花青素，能有效對抗自由基。

有了正確的觀念，接著就是打造一個健康飲食環境，無論是自煮或是外食，都要選對食物。調整飲食的同時，建議能循序漸進，若是想著一次就調整到位，反而容易造成壓力而失敗。可以採取「八二法則」，百分之八十吃健康的食物，百分之二十吃愛吃的美食，例如一週當中，平日注意每餐飲食，週末選一天不用特別忌口。像我也還是會喝珍珠奶茶、吃韓式炸雞，關鍵在於「量」，而非完全不能碰。

飲食的改變就像是跑馬拉松，而不是百米衝刺，要循序漸進才有辦法走得長久。

想改變長輩的飲食習慣，先從陪伴開始

以前物資缺乏，養成阿嬤節儉的習慣，不論飲食是否均衡、清淡，她一定會把食物吃完，長期高油、過鹹，導致除了有「三高」之外，體重、體脂也過高，身高只有一百五十公分的她，居然有將近八十公斤重，還經歷過三次中風。

二〇一九年，我開始幫助阿嬤調整飲食，因為沒有住在一起，只能夠在她短暫來台北時才能進行，無法持續實踐。

後來因為慢性病控制不佳而住院，看著她在醫院吃飯時，連菜都夾不起來，心想一定要幫助她恢復健康。後來她搬到台北與我們同住，我開始跟著媽媽一起幫阿嬤準備三餐、均衡定量，也不再高油、高鹽。現在她的整體狀態良好，不只氣色變好，血脂跟血糖的數值還被醫師誇獎控制得很好。

我將幫助阿嬤減重的過程拍成影片，媽媽也因為飲食調整而順利瘦身，看到網友們的回饋，也讓她們更有動力繼續維持。比起過去只是一直嘮叨要吃得更健康，反而讓她們更有壓力，不如透過實際陪伴開始，每一餐跟著她們吃，一起建立新習慣。一旦她們感受到身體的變化，就會有信心繼續走下去。

執行的過程中，也記得紀錄下來。無論是寫成日記，或是拍成影片給自己看都好，也可以跟身旁的親友宣布你要做這件事情，就能有更多動力督促自己做到。先求有再求好，慢慢就能夠養成習慣。

身體是誠實的，只要你對它好，它就會回饋給你。

高齡長輩、慢性病患者執行飲食控制時，務必先諮詢專業人員

在幫阿嬤控制飲食時，採取緩慢方式進行，避免一下子大幅度減少食物份量，並且早晚測量血糖值，觀察血糖是否安定。剛開始，阿嬤體重下降得非常緩慢，讓我們一度感到挫折，經由持之以恆的實踐、堅持，時間一拉長，效果就很明顯。這段期間，阿嬤也定期回醫院檢查，與醫師保持密切的討論。

「一般糖尿病、慢性病等患者，建議進行飲食調整前，也尋求專業人員的評估與協助。」

成為營養師後，我希望透過影片傳播正確資訊。拍影片時，不再是丟出艱澀的專有名詞，而是轉換成大眾都能夠聽懂的語言，幫助大家用簡單的方式，在生活中一一實踐。

每當影片上架後，都會收到許多網友正面回饋。曾有網友說，若能早點看到影片，就能知道如何幫助長輩改善飲食，不用因為慢性病臥床多年，也更懂得提早正視自己的身體、照顧自己的健康。只要多一個人改變，我就會覺得努力做營養衛教這件事，很有意義。

結合運動與營養，讓健康生活不再遙不可及

想要有健康的生活，除了飲食外，運動也不可或缺。所以我也考取健身教練執照，希望結合運動與營養，帶給大家更多實用的生活實踐方式。

接下來我預計要辦一個家庭減脂比賽，邀請爸爸、媽媽、表弟跟我一起拍影片，用正確飲食跟運動的方式，讓體脂肪維持在健康的範圍。

最後，也想分享給大家一句話：「飲食觀念若不正確，僅以藥物控制的效果非常有限；當飲食觀念正確時，就能有效減少藥物控制，甚至不需要再吃藥。」

比起好的藥物，我們更需要的是好的食物，只要透過正確飲食就能改善健康，每個人都可以做到！

採訪後記：

「哈囉！大家好，我是 Sunny 營養師，送你營養吃！」這是他每次影片的招牌開頭。黃君聖說從小英文名就是 Sunny，跟台語的「送你」正好發音很接近，希望透過有趣的影片，把營養知識送給更多人。

也正如 Sunny 在英文中代表的「陽光」，未來的他也將帶這份助人信念，像暖陽般持續散播正確的營養觀念，照亮更多家庭的健康。

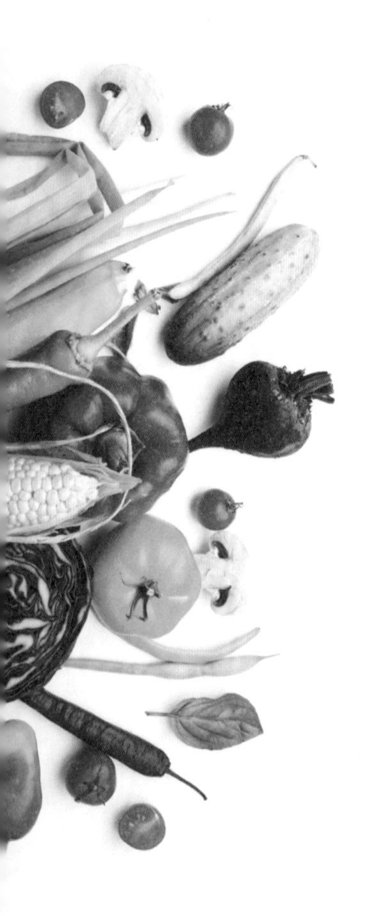

02

第一功

蔬果彩虹579

撰文／營養師 鄭欣宜

彩虹579分別代表蔬果的「攝取份數」與「彩虹攝食」原則兩大部分。

在「攝取份數」方面，依據、年齡、性別的不同建議每日所需要的不同蔬果量，就是蔬菜加上水果的總攝取量。

兒童每天攝取三份蔬菜及兩份水果；成年女性每天攝取四份蔬菜及三份水果；成年男性每天攝取五份蔬菜及四份水果；而「彩虹攝食」原則因不同顏色的蔬果所含維生素、礦物質、植化素功能皆不同，故建議能均衡攝取各色的蔬果，可分為「紅、橙、黃、綠、藍、紫、白」七種顏色。

天然蔬果中含有豐富的抗氧化植物生化素（Phytochemicals，簡稱植化素），具有不同的防禦力，像是紅色蔬果中的番茄、草莓中含有茄紅素；黃橙色蔬果中紅蘿蔔、木瓜含有胡蘿蔔素、玉米黃素；綠色十字花科蔬菜青江菜、綠花椰菜含豐富的吲哚（Indoles）、多酚類；白色蔬果洋蔥、菇類含硫化合物，蔬果中的植化素已被證實可提高人體抗氧化力及免疫力，抑制癌細胞生長訊號傳遞，達到防癌、抗癌的作用。

蔬果是防癌聖品

美國癌症研究學院（American Institute for Cancer Research, AICR）公告三十種抗癌食材，其中大多數為富含植化素、膳食纖維的蔬果，像是深綠色蔬菜的花椰菜、櫛瓜、菠菜、羽衣甘藍；紅色水果類的西瓜、草莓、小紅莓、番茄；橘色的柑橘類水果、木瓜等。

也有多篇流行病學研究證實，營養密度較高的蔬果含有多種維生素、礦物質及膳食纖維，膳食纖維可幫助血糖控制、增加飽足感，不僅有助於體重控制，也能減少大腸直腸癌、乳癌、子宮內膜癌、卵巢癌、食道癌、胃癌，以及攝護腺癌等癌症的發生。

不同顏色的蔬果中，含有不同種類的植化素，皆具有抗發炎、抗氧化功能，可以達到防癌的作用。

像是十字花科綠花椰菜、甘藍菜、青江菜蔬菜中的吲哚可降低胃癌、肺癌、肝癌的發生率；番茄、西瓜中的茄紅素，能降低攝護腺癌的發生；胡蘿蔔中的胡蘿蔔素，可降低罹患肺癌、乳癌的風險；蔥蒜中的蒜蔥素（Allium），具有抗氧化能力，能減少體內自由基對於細胞的傷害，與降低胃癌、大腸直腸癌的發生相關。

養成攝取足量蔬果習慣不嫌晚

近年來透過衛福部及台灣癌症基金會推動「蔬果彩虹５７９」的宣導，人們越來越瞭解攝取足量蔬菜水果的重要性，但調查顯示國人每天蔬菜水果的平均攝取量，仍不到國民飲食指南建議量，主要與國人之飲食習慣有關，學童因就學及上班族受工作型態影響，台灣七至六十四歲族群外食比例高，尤其各年齡層男性外食比例高於女性，而外食族飲食選擇也相當受限，導致每日蔬果攝取量不足，豆魚肉蛋食物、油脂類攝取過多，於是外食族中增加蔬果攝取量變成重要課題。

「我也想多吃蔬果，但外食很困難！」現代人多外食，的確也不容易攝取到足夠的蔬果份量。不過只要稍微花點心思，外食族也能做到天天「蔬果彩虹５７９」。健康的飲食運動不能淪為口號，要確實從日常生活做起，以下增加攝取蔬果份量攝取的小撇步，讓你在均衡飲食的原則下，聰明做到「蔬果彩虹５７９」。

聰明的多蔬果攝食原則

◎肉類減半：健康飲食並不是完全剔除掉肉類，藉由減少肉類的需求量，並增加攝取蔬菜及高纖食物（如全穀類、豆類），不僅可讓蔬菜增量，也可降低動物性脂肪對身體的危害。

◎增加蔬菜量：根據新版國民飲食指南，每人每日至少要吃三碟份量的不同種類蔬菜，蔬菜類不但含有纖維質可以增加飽足感，更能提供具不同抗氧化功能的植化素。建議每一餐一定至少要有一碟蔬菜。

◎半葷半素：除了每餐要有一碟蔬菜外，其他菜色可搭配半葷素的菜色，同時吃到肉也增加蔬菜攝取。例如青椒炒肉絲、蘿蔔燉牛肉、蛤蠣絲瓜等，都含有蔬菜類作為配菜。

◎點心時間吃蔬果：想吃點心或零食，蔬菜和水果是最佳選擇，熱量不僅低，且豐富的纖維可幫助腸胃蠕動，咀嚼的過程即可增加飽足感。可以利用蘿蔔、小黃瓜、芹菜等質地較硬的蔬菜，充分洗淨後切成長條狀，作為隨手可得的生鮮蔬菜條。

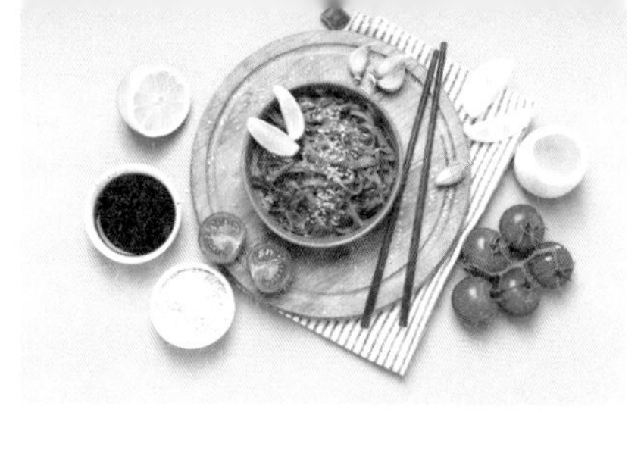

外食族落實「蔬果彩虹579」的小撇步

雖然現代生活飲食習慣以外食居多，但從日常生活中增加攝取蔬果的習慣，也是有好的方法，像是早上出門前先準備好水果，到辦公室就可以搭配早餐或午餐食用，或是選擇便利商店的生菜沙拉、蔬菜關東煮當作蔬菜補充來源，以下為常見之各式餐點蔬菜搭配的建議：

1、麵攤小吃：除了主食麵食、米食之外，可搭配燙青菜、滷海帶、涼拌小黃瓜、泡菜、青菜湯等，並減少添加滷汁、醬油膏等高鈉醬料。

2、自助餐：便當盒通常會有三格菜格，建議男性至少三格蔬菜，女性至少兩格；夾菜時盡量選擇上層青菜，因底層含有較多油水；盡量搭配不同顏色的蔬菜，包括紅、橙、黃、綠、藍、紫、白等顏色，盡量菜色多變化，以增加不同顏色的植化素。

3、小火鍋：若是單人鍋的小火鍋，建議以蔬菜取代火鍋配料等加工品，同時也減少火鍋高湯攝取，避免油脂及鹽分攝取過量。

4、日式料理：大多是屬於較清爽的菜餚，像是和風沙拉、手捲、日式烤蔬菜、炒時蔬等，都可以增加膳食纖維含量。

5、西餐排餐：有沙拉吧可選擇生菜及水果，但需注意沙拉醬的攝取，避免熱量過高。

03

第二功

規律運動

專家諮詢／臺灣師範大學體育與運動科學系名譽教授 方進隆

撰文／謝懿安

許多研究皆證實，運動在預防癌症、癌後康復扮演重要角色。日本建築大師安藤忠雄七十歲前後，分別罹患十二指腸癌與胰臟癌，術後日行一萬步，大量有氧運動有助細胞修復，至今未曾復發，仍活躍於建築界，被譽為「病魔無法消磨的建築大師」。

規律運動有助增加抗癌力

安藤忠雄大師並非唯一個案。研究發現，規律運動有助於預防至少八種以上癌症，包括大腸癌、乳癌、腎臟癌、子宮內膜癌、膀胱癌、胃癌和食道癌。

美國運動醫學會（American College of Sports Medicine, ACSM）指出，高身體活動量比低身體活動量者減低約百分之十至二十四的癌症罹患風險。

若是罹癌前就有規律運動習慣，也有助於降低癌症死亡率。研究顯示，大腸癌死亡率風險可降低百分之二十五、乳癌死亡率風險降低百分之十八、前列腺癌死亡風險減少百分之十三。

許多研究證實，長期規律運動帶來的可能抗癌機轉，包括：降低慢性發炎、穩定基因、預防肥胖、提升免疫系統功能、減少氧化壓力和調解荷爾蒙等。

以「可以說話原則」區分，每週至少一百五十分鐘中強度運動

身體活動（Physical Activity）包含運動與日常活動（如做家務、園藝），無論是哪一種，只要身體有動起來，低、中強度的運動也能有一定防癌的功效，並不是一定要高強度的鍛鍊才有助益。隨著運動頻率越高，每週穩定規律地進行，效果會更加明顯。

美國運動醫學會建議，無論是健康的人或是癌症病人，每週應至少進行一百五十分鐘中強度運動，相當於一週五天、每天三十分鐘。運動強度可依據保留心跳率％（％ HRR）

【註1】或是代謝當量（Metabolic Equivalents, MET）【註2】來計算，分為低、中、高強度三個等級，走路就是一種很好的運動。

最簡易區分運動強度的方式是「可以說話原則」（Talk Principle）。若是活動時可以說話、唱歌不費力，則屬於低強度運動，如一般起身拿東西、移動等；若還可以說話，但唱歌已經有點吃力，則屬於中強度運動，健走就屬於這類；如果活動時，已經無法唱歌及說話，則屬於高強度運動，如跑步。

> 要特別注意的是，癌症病人需依據罹患癌症的時間、年齡、健康狀況而調整。

若是病況較為嚴重，不用勉強自己承受無法負荷之運動，只要起身稍微活動身體、避免久躺、久坐，就能夠改善身體狀況。

隨著體力越來越好，可以逐漸增加活動量，慢慢累積，分成多次進行，一次五分鐘、十分鐘，運動總時間長度可依身體狀況進行調整。有持續規律的活動，效果就會很不錯。

【註1】保留心跳率％（％HRR）＝（最大心跳率－安靜心跳率）×運動強度％＋安靜心跳率

最大心跳率為二二〇減去年齡，安靜心跳率為從事靜態活動時的心跳。因此，若是一位二十歲成人要達到百分之四十的運動強度，則其最大心跳率為二〇〇，安靜心跳率以七十估算，則％HRR為一百二十二，意即要達到百分之四十的運動強度，心跳率則要達到每分鐘一百二十二下。

【註2】代謝當量（Metabolic Equivalents, MET）：代謝當量常作為運動強度的依據，1MET表示安靜休息時的基本能量代謝（如睡覺），運動越激烈，則MET越高。有些學者以一小時可以走路或跑步的公里數來計算MET，如一個人一小時跑了十公里，則運動強度平均為10METs。美國運動醫學會認為中等強度運動負荷為3～6METs，而6METs以上則屬激烈運動。

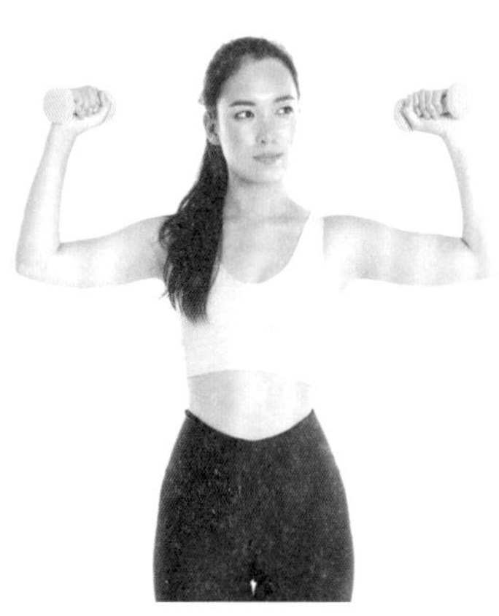

癌後有氧運動＋阻力訓練，有助平復情緒、改善身體功能

即便是罹癌後才開始養成運動的習慣，也有正面功效。研究證實，病人在癌症治療中，或治療後從事適度運動訓練，可以具體改善焦慮、沮喪、疲勞、生活品質及身體功能，也能同時提升睡眠品質。

每週三次，每次三十至六十分鐘的中等強度有氧運動（如快走），持續十二週，就有顯著改善。若搭配阻力訓練（如彈力帶、負重），效果更為明顯。每週可從事二至三次的阻力訓練，從大肌群開始，如核心肌群、背肌、臀肌、大腿肌群等，可先挑三至四個部位，每個部位動作訓練十次左右，重複一至兩回合。剛開始訓練時，不需要用到重訓器材，可用自身的體重負重，如深蹲、仰臥起坐、前彎後仰等徒手運動，適應後再逐漸增加負重。

此外，適度運動也可以改善乳癌、前列腺癌病人的骨質健康。像是中、高強度的阻力訓練，每週訓練二至三次，持續一年以上，可以減少骨質流失並增強腰椎和臀部的骨質密度。然而，要特別注意，若本身有骨質疏鬆症、骨骼關節問題，或是有骨轉移者，則要先諮詢醫師與專業運動教練，以確保運動安全。

掌握三大運動原則，癌友也能動得安心

原則1：安全評估、配合治療

美國運動醫學會建議，癌症病人在運動前，應由專業醫療團隊進行健康安全的評估，瞭解癌友的運動經驗、慢性疾病、服藥狀況和治療過程的副作用等資訊後，設計個別化的運動計劃，運動過程中也應與治療團隊密切配合、隨時進行適當的調整。

原則2：開始運動時，請專業人士指導

研究指出，經由體適能教練、運動生理學專家或醫護人員的指導，透過鼓勵患者參與運動，增加動機和注意力，這類有專業人員帶領的運動訓練計劃效果較好。因此，開始養成運動習慣時，建議先請教專業人員如何進行，也能確保安全性。

原則3：不過度勉強，稍有不適就要立即停止

特別提醒，每位癌友的癌別、疾病狀況、副作用和體能狀況皆不同，運動過程要以「不疼痛」和「傾聽身體聲音」為依據。如身體會感覺疼痛或不舒服，就要停止運動或降低運動強度，不要過度勉強，否則容易發生意外，也會產生不愉快的經驗或感受，而阻礙運動習慣的養成。

走路簡單易行，運動融入生活，養成健康體質

要先瞭解規律運動對自己身體的好處，才有動力持之以恆。無論是防癌、抗癌，運動都是一帖良藥，將運動融入生活中，隨時隨地都能動。現代人生活型態多為久坐，加上近年疫情，待在室內的時間又更長，建議要有警覺意識，隨時積極起身活動。

現在網路方便，有許多品質良好的運動影片，每天撥出一點時間跟著影片運動。在家時從事的任何活動，若是可以搭配起身走動，都可以試著同時進行，增加步數與活動量。另外，放張矮板凳在家裡也很適合，經過時就當爬樓梯一樣，上下踩個幾回合，就能達到心肺功能訓練的效果。

運動中最推薦、最容易做到，且最不會造成運動傷害的，就是走路。

每天給自己日行一萬步的目標，去公園散步、走路去搭公車或捷運，一天走到三十分鐘其實不難，隨時隨地累積步數，你也可以做得到。現在開始就把運動融入生活中，輕鬆養成健康體質。

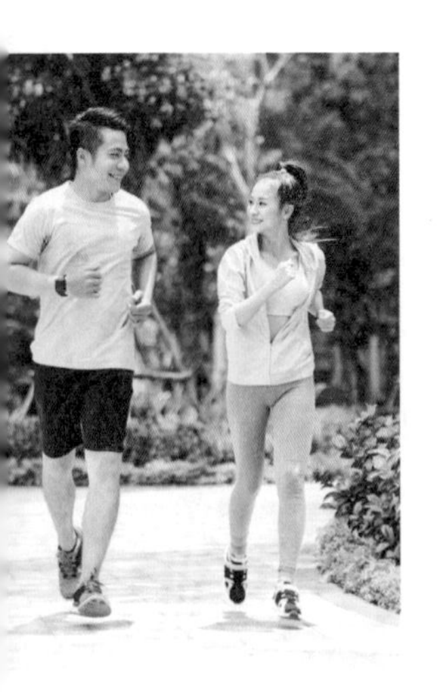

04 第三功

體重控制

撰文／營養師 鄭欣宜

過度肥胖會改變荷爾蒙分泌，促使發炎因子生成，進而增加細胞變異的機會。包括乳癌、卵巢癌、子宮內膜癌、攝護腺癌等，都與肥胖體質高度相關。

肥胖是癌症的危險因子

根據台灣「二〇一七到二〇二〇年國民營養健康狀況變遷調查」，發現台灣成人男性體重過重與肥胖分別佔百分之三十・五及百分之二十八・四，成人女性分別佔百分之二十三及百分之十九・六；成人男性腰圍大於九十公分的比例為百分之四十七・二，成人女性腰圍大於八十公分的比例為百分之五十二・九。過重與肥胖，正是癌症的危險因子。

國人外食比例高，活動量低，再加上飲食不均衡，過量的精製糖、脂肪及酒精都會增加熱量的攝取，導致肥胖的機率大增。一般手搖飲中都會額外添加精製糖，像是紅茶、綠茶等茶飲類微糖約二十五公克糖（一百大卡）、半糖約三十五公克糖（一百四十大卡）、全糖約五十公克糖（二百大卡），若是檸檬酸性飲料，其含糖量會更高，糖不會直接導致癌症，但會增加癌症的風險因子，二〇一八年「國民飲食指標」，已增列「每日飲食中，添加糖攝取量不宜超過總熱量的百分之十」，建議能少喝一杯含糖飲，讓身體健康零負擔。

脂肪較高的加工肉品被列為一級致癌物，燒烤食物當中容易有多環芳香烴類致癌物產生，有「液態麵包」之稱的高熱量酒精會增加罹患肝癌、頭頸癌、食道癌、乳癌和大腸直腸癌的風險。

肥胖的定義

健康體位標準常用身體質量指數（Body Mass Index, BMI）或腰圍來作為評估肥胖的指標。

成人肥胖定義	身體質量指數 BMI（kg/m2）	腰圍（公分）
體重過輕	BMI ＜ 18.5	
健康體位	18.5 ≦ BMI ＜ 24	
體位異常	過重：24 ≦ BMI ＜ 27 輕度肥胖：27 ≦ BMI ＜ 30 中度肥胖：30 ≦ BMI ＜ 35 重度肥胖：≧ 35	男性：≧ 90公分 女性：≧ 80公分

減重正確認知與觀念

減重的目的，除了維持正常體位之外，也可減少慢性疾病、癌症的發生，以正確的方式持之以恆地減少體脂肪、降低腰圍為首要目標，可漸進式減重，最健康之速度為一週減少○．五至一公斤，並搭配每週運動以增加肌肉量，避免因快速減重影響到身體基礎代謝而導致的溜溜球效應（指減重者採取過度節食的方法，導致身體出現快速減重與體重迅速回升的變化）。減重時建議可選擇均衡低GI飲食，健康的低GI飲食，可使血糖波動比較平緩，可協助控制飯後血糖，避免大量胰島素分泌增加體脂肪的累積，另外，膳食纖維含量較高的食物，在腸胃道消化吸收較慢，能有飽足感，也較不容易飢餓，能降低熱量的攝取，不僅能有效控制體重，也可降低代謝症候群、心血管疾病的發生率。

GI值（Glycemic Index）為「升糖指數」，指的是食物經腸胃道消化吸收後，影響血糖上升速度快或慢的數值，若GI值越高，代表血糖上升的速度越快，GI值超過七十為高升糖指數食物，五十六至六十九為中升糖飲食，五十五以下為低升糖飲食，GI值也會受到膳食纖維、食物烹煮及加工方式影響。

◎膳食纖維含量：膳食纖維含量較高的食物，其消化吸收較慢，較不會影響血糖，像是五穀飯升糖指數較白飯低。

◎食物烹煮方式：若長時間烹煮會使食物中澱粉類糊化，增加血糖上升速度，像是粥品、五穀漿、勾芡羹湯。

◎食物加工：若食物經由精製加工後，GI值也會影響，像是燕麥粉升糖指數會較燕麥片高。

錯誤的減重，反而會讓你「瘦」不了

若是不當的減重方式，會導致身體營養素缺乏、隱性飢餓，基礎代謝率下降，嚴重者則會影響到免疫系統，都會讓原本減重的目的本末倒置。

以下為常見的錯誤減重方式：

◎斷食法：短期因積極限制熱量攝取，可達到減重的效果，但若長期實行則會導致體重快速下降、肌肉流失，影響到新陳代謝，而有營養不良的狀況產生。

◎生酮飲食法：是一種高油脂、極低醣的飲食模式，最剛開始是應用於兒童癲癇的治療，飲食需在專業人士（營養師、醫療團隊）的指導下進行，避免導致酮酸中毒，長期高脂飲食如大量椰子油、奶油高飽和脂肪酸會增加動脈粥狀硬化、心血管疾病的機率，再者，高脂飲食也會增加罹患乳癌、大腸直腸癌的風險。

◎代餐取代正餐：代餐飲食較為單調，無法長期食用，恢復到正常飲食後，容易復胖。

調整生活型態

除了食材可選擇均衡低GI飲食，優先選擇營養密度較高的蔬菜水果及蛋白質、用餐時專心進食、避免長期斷食後又暴飲暴食、規律運動，從日常生活型態做漸進式的調整，才能長期維持健康的體態。

05

第四功

遠離菸檳

專家諮詢／高雄榮民總醫院戒菸治療
管理中心主任　薛光傑
財團法人陽光社會福利基金會
執行長室倡導組經理　莊麗真
採訪・撰文／謝懿安、趙敏

菸含七十二種以上致癌物，至少十四種癌症與抽菸有關

抽菸會導致癌症，這點已無庸置疑。菸含有超過七十二種以上致癌物，吸入後百分之五十至六十的致癌物卡在肺葉與支氣管內，其他則會進到肺泡裡的微血管，循環並擴散到全身。無論是美國、歐洲的研究，都證實抽菸至少與十四種以上癌症有關。肺、喉、

口腔、食道等直接接觸部位容易病變，胰臟、淋巴、膀胱、肝臟、泌尿系統、子宮頸等器官的癌症，則經由致癌物在體內循環產生。

由於致癌物會造成細胞基因突變，一天一包菸，每年可造成三百處以上的細胞突變。免疫系統雖然會把突變的細胞矯正、清除，但隨著年紀增加，矯正的能力下降，就容易發展成為癌細胞或其他細胞變異，再形成惡性腫瘤或是其他疾病。

淡菸危害小是迷思，電子煙比傳統菸危害更大

無論是傳統菸品還是電子煙，對身體都會造成嚴重危害。過往還有「淡菸」產品，標榜口感濃度較淡、危害較小。

> 但事實證明，菸體毒素含量並不會因為口感濃度較淡而降低，誘發癌症與心血管疾病的風險都非常高。

電子煙則更危險，美國現今青少年之間電子煙氾濫，許多人抽了半年就送醫院插管治療，肺部像是放把火燒過，屬於瀰漫性化學性的肺傷害，可怕程度比傳統菸品更令人心驚。

台灣目前雖然禁止販售電子煙，但實際上發現，不少青少年會自行在網路上購買相關材

料與成分，調配後吸食成癮，對身體造成嚴重危害，甚至需要就醫進行治療。這是政府、民間都需要正視的現象，避免電子煙繼香菸之後，成為另一嚴重的公衛問題。

二手菸、三手菸，同樣都有致癌風險

即便本身不抽菸，也可能會受到二手菸、三手菸的危害。二手菸可分為主流煙及側流煙，前者是吸入抽菸者吐出的的菸煙，後者為夾在手上沒抽、燃燒不完全所釋放的菸煙。其中，側流煙的有毒物質含量比主流煙更多。

世界衛生組織指出，二手菸沒有安全劑量，只要吸入就會對身體造成危害。

由於台灣抽菸者以男性居多，受到二手菸危害以同住的女性及小孩居多，造成的女性癌症風險包含肺癌、乳癌、鼻咽癌；對幼兒則會造成氣喘、中耳炎、過敏、呼吸功能不佳，有些罕見癌症也被高度懷疑是受到二手菸影響。

三手菸雖然不一定能聞到，但不代表不存在。根據研究，只要在一個地方抽過菸，即便打開窗戶，或是兩三天後菸味消失，其焦油仍會卡在牆壁、地毯、傢俱上，三個月內都還可以從中測出十種以上的致癌物。幼兒若是待在該環境，經由口鼻、皮膚接觸，不僅致癌物會影響身體，體內尼古丁濃度也明顯升高，不可不慎。

無論是哪種菸都有致癌風險，因此最好的避免方式還是從自己戒菸、拒菸，並勸誡身旁的親友戒菸。

渡過戒斷症候群有訣竅，戒菸門診可幫忙

許多人菸癮嚴重，每天早上一起來就急忙找菸，一天抽二十根（一包）以上，跟菸品之間如膠似漆，要完全戒掉當然是很大的挑戰。因為菸草中的尼古丁成癮性強，戒菸時會出現戒斷症候群，只要兩到三個小時不抽菸，生理與心理就會出現難以忍受的反應，如心情低落、焦躁、坐立不安、容易失眠、無法專心等。

戒斷症候群的最高峰通常發生在戒菸的第三天，接下來會經過三週的平原期，之後就能逐漸穩定，順利的話三個月後能擺脫菸癮。雖然臨床上有可靠又有效的戒菸治療方式，但實際上許多人戒菸都只想靠意志力，失敗的案例超過百分之九十五。

有心想戒菸的民眾，可善用醫療院所的戒菸門診、戒菸藥局及撥打戒菸專線，都可提高戒菸成功率。

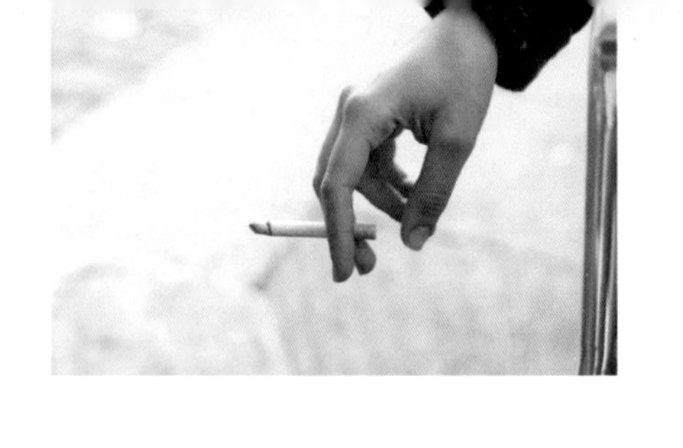

門診中，醫師與衛教師會提供戒菸諮詢以及戒菸藥物，陪伴民眾渡過不適階段、處理戒菸時遇到的困難，幫助民眾成功戒菸。好比一面高牆根本無法越過，但戒菸治療就像一把梯子，善加利用梯子就能成功翻越高牆。

戒菸門診中，醫師會依據民眾狀況，開立戒菸藥物，包括貼片、口嚼錠、吸入劑及噴劑（噴劑目前須至藥局自行購買），透過低劑量尼古丁的給予，減緩戒斷過程的不適感。

另外，身旁親友的支持也是關鍵，戒菸過程並不輕鬆，家人與朋友此時應給予鼓勵與關心，臨床上發現若家人不支持，或是朋友請菸，極可能造成戒菸功敗垂成。

只要開始遠離抽菸，身體就會出現明顯變化。臨床上發現，只要一天不吸菸，血壓就能降下來、心跳也會慢慢回歸正常。肺功能則會在一到三個月之後逐漸改善，腸胃功能、呼吸系統、血液循環等也會越來越好。

別等到來不及才後悔，戒菸護己、護家人

戒菸的決心也決定成敗。不管是為了家人、毛小孩，還是自身健康，有覺悟才能持續、堅持。有些人到了癌症被診斷出來，或因心臟衰竭、心肌梗塞才會意識到戒菸的重要性，此時再來談戒菸，所付出的代價都已經太大。

以高雄榮總戒菸中心數據來看，每年收治的戒菸個案可達兩、三千人，這是動員全院跨

科別一起努力的成果。面對每個看診的個案，都是尊重他們的意願，盡量不給予過多壓力，過程中會以戒菸者可接受的方式進行衛教。讓這些個案明白，戒菸不只是為了健康，也是留住金錢、幸福的根本。

肺部不應該吸進新鮮空氣以外的東西

「戒菸永遠不嫌晚！」這句話並不完全正確。

許多人得了重病才開始想保養身體，此時戒菸真的有點晚了。請大家從當下正視菸害，不僅保護自己，也保護家人。無論如何，肺部都不應該吸進新鮮空氣以外的東西。

最後也呼籲，政府應正視菸品管制。相較於澳洲、紐西蘭，一包菸要七、八百元，台灣菸價真的太低。除了宣導戒菸外，應提高菸價，讓抽菸者多一個三思的理由，提高戒菸的動機，相關部門更應高度重視新興菸品帶來的巨大衝擊。

嚼檳紅唇族，戰勝自己不嫌晚

近幾年，口腔癌的發生率居高不下，嚼檳榔、吐檳汁的紅唇族是罹患口腔癌的高風險族群，如果還有菸、酒習慣，罹癌機會更高。高雄醫學大學環境醫學研究中心發表過權威性的研究，使用檳榔、香菸與酒精者，比沒有使用者具一百二十三倍罹患口腔癌的風險。紅唇族可能覺得檳榔是水果，只要將檳榔子吐掉就好，或是認為嚼檳榔能健齒等，其實都是錯誤觀念。檳榔子不僅是第一類致癌物，而且檳榔纖維很粗，嚼食過程中會磨損口腔黏膜，千萬不能掉以輕心。

藍領嚼檳提神，白領嚼檳吸菸應酬

根據統計，嚼檳榔比較多的是藍領階級，主要因為檳榔鹼作用於交感神經時，會引起興奮反應，幫助提神，尤其勞工階層如司機或營造業的工人，因為必須長時間地等待和專注，像是在很危險的高空懸吊，這時候，若能咬著一個東西，就會有緩解焦慮的效果；另也有大哥分享，在烈日底下綁鋼筋、頭都快被曬昏時，口中有檳榔咬著，可以幫助他集中注意力，這些都是大家比較沒有去想過的原因。

白領階級嚼檳榔罹患口腔癌的人也不少，主要是為了與藍領勞工「跋感情」（puah-kám-tsîng，台語與人交往應酬之意）。比如說建築師、工程師去接洽生意或談工程，會接觸到師傅和監工，對方遞給他檳榔，他就要收下來，或者跟他們一起嚼，然後回請菸，算是一種社交禮儀。

從源頭輔導檳榔農轉作，宣導檳榔子爲第一類致癌物

檳榔並非全部都是第一類致癌物，它其實是有分別的，真正最大的危害是檳榔子本身。紅灰、白灰等添加物則會促癌。白灰的成分來自石膏，比較知道成分，可是紅灰因為屬各家祕方，到底添加了什麼無從得知，也是現今法令最大的漏洞，無法可管，但這些添加物也可能促發癌症。

政府長期以來對檳榔採取三不政策——不鼓勵、不輔導、不禁止。從源頭做起、減少檳榔種植，或許是減少嚼食檳榔人口的方法之一，但是我們也要體恤農民的生計，所以配合政府政策，找農業專家協助農民廢檳榔園轉作油茶，目前透過陽光基金會輔導轉作成功的，全台共有四十一．二公頃。

如果能夠把每個產業鏈的環節搞清楚，在政策上就更有能力與政府對話，有效解決第一線農民遇到的困難。

與醫院癌管師合作，輔導口腔癌顏損癌友重建信心

陽光社會福利基金會致力於服務顏損者，包含燒燙傷、口腔癌治療後顏面損傷者等。目前台灣每年罹患口腔癌的人大約有八千人，醫師說，約有四分之一的癌友會造成顏損，因此，優先鎖定服務顏損的癌友。顏損不只是身體的改變，心理也會受到衝擊，癌友在社會參與面臨非常大的影響。服務過程中，我們接觸到不少癌友年齡介於四十至五十歲，是家庭的經濟支柱，然而，罹癌後無法繼續工作，或是有能力工作，卻不容易獲得工作機會，也擔心被外界以不同的眼光看待。

> 基金會提供的服務很多元，除了營養支援、經濟協助以外，也有物理治療師或職能治療師協助復健訓練。

另外，也有與醫院合作居家護理，先前有特別請到具有安寧訓練背景的護理師合作，較能夠提供癌友全人身心靈的服務，例如，怎麼吃能兼顧營養、方便咀嚼及傷口照護等，現今，也陸續與長照系統合作。

癌友現身宣導最具說服力

嚼檳榔和種檳榔的人，在社會上其實是被標籤化的，大家都覺得你們為什麼要吃不好的東西，然後得了不好的病。所以剛開始推廣檳榔防制時，紅唇族和農民的防備心很重，但另一方面，也是因為他們確實不知道該怎麼做才好。

我們持續與各醫院或衛生所的戒檳班合作，招募及培訓願意分享自身經驗的癌友，組成「陽光口友宣導服務隊」，輔導高嚼食率的聽眾戒檳。我們向民眾宣導時，通常會從牙齒的問題講起，再提及造成口腔癌之前，可能會先發生癌前病變、牙周病或口腔相關的疾病。

癌友的現身說法是最具說服力的，營造業出身的癌友，就安排他到營造業的戒檳宣導場合去分享，過程中癌友除了會提及自己受害於嚼檳榔外，也會宣導口內潰瘍超過二週未癒或有異常白斑、紅斑、硬塊等現象，很可能是口腔癌前病變，鼓勵大家及早檢查與積極接受治療，癌友的宣導往往比醫護人員的衛教來的更有成效。

遠離檳榔小撇步：識檳、拒檳、戒檳

在遠離檳榔的小撇步方面，衛生福利部國民健康署有推廣遠離檳榔三撇步：

◎識檳：也就是前面提到的，檳榔是第一類致癌物，即使不添加紅、白灰或荖葉，檳榔子仍具有致癌性。

◎**拒檳**：不嘗試、不接受、不邀請。比如說對方遞給你檳榔時，說家人知道了會不高興予以婉拒。

◎**戒檳**：如果需要提神，建議用口香糖或無糖口嚼錠代替。戒了檳榔之外，也別疏忽篩檢，國健署提供三十歲（含）以上嚼檳榔或吸菸的民眾、十八歲以上至未滿三十歲嚼檳榔（含已戒）的原住民，每兩年一次的口腔黏膜檢查，藉由篩檢，及早發現癌前病變或癌症，透過治療有效阻止病情惡化。

> 臨床研究顯示，早期口腔癌治療五年存活率可達七成以上。

因此，定期篩檢、及早發現、積極治療非常重要，只要盡早接受治療，依目前醫療科技的進步，對於外表與語言並不會造成很大的影響。口腔癌防治必須從政府的政策及個人習慣的調整雙管齊下，才能降低口腔癌的發生率。

06

第五功

定期篩檢

撰稿專家／財團法人台灣癌症基金會
護理師 曾雅欣

癌症的成因百分之七十至百分之九十與環境因素有關，這些可使基因受損的物質不勝枚舉，如放射線、化學物質、細菌、病毒、食物、空汙、水及工作環境皆充滿致癌的危險因子。

身體的正常細胞因接觸致癌物而導致基因改變，成為癌的初始細胞，這個過程往往只需要一至兩天的時間，而後經過時間的催化、致癌基因活化，或抑癌基因功能喪失的序列變化，成為癌細胞。這是歷經初始期、增長期到進行期，將近十至三十年長時間的演變。

一旦形成癌細胞，新生血管供應其養分，就會快速分裂生長。如果尚在原發部位的上皮組織，即是原位癌，跟癌前病變一樣，都是可以治癒的。但隨著癌細胞的增長，侵犯周圍組織，或擴散到其他器官，存活率相對也會隨之降低。

為什麼需要做癌症篩檢？

篩檢的目的就是早期發現癌症或癌前病變，盡早介入治療，不僅可以降低死亡率外，還可以阻斷其進展為癌症。

依據國民健康署最新的癌症登記資料分析顯示，子宮頸抹片檢查可降低約百分之七十的子宮頸癌死亡率；每兩年一次乳房 X 光攝影檢查，可降低百分之三十的晚期乳癌發生率，及百分之四十一的乳癌死亡率；糞便潛血檢查可降低百分之二十九的晚期大腸癌發生率，及百分之三十五的大腸癌死亡率；定期接受口腔黏膜檢查，可降低有嚼檳榔，或吸菸習慣之男性百分之二十六的死亡風險。

另外，依據統計顯示，經由癌症篩檢發現的早期（〇期及一期）癌症比例較高，經過適當治療，五年存活率也較高，就以乳癌為例可高達九成以上。反之，若都未篩檢者，發現癌症早期比例也會下降至五成，治療效果差、存活率也變低。

政府提供哪些成人癌症篩檢？

癌症嚴重威脅國人健康，造成許多家庭的衝擊，許多治療費用也可能是沉重的經濟負擔，因此透過篩檢工具，早期發現疾病，早期治療可減少疾病發生或死亡。

國民健康署自二〇一〇年起擴大推廣四大癌症免費篩檢服務，包含大腸癌、口腔癌、乳癌及子宮頸癌，鼓勵符合篩檢條件之民眾，可以就近至健康中心、衛生所、診所、醫院進行檢查，以確保自己的健康。

而有鑑於肺癌死亡率是癌症死因的首位，醫界也證實以低劑量電腦斷層掃描，可以發現早期的肺癌，為有效的篩檢肺癌工具。

因此，國健署也正式公告自二〇二二年七月開始，啟動「低劑量電腦斷層LDCT肺癌篩檢計劃」。過去政府提供的四癌篩檢，已增至「五癌篩檢」，這是政府的良策，民眾應善加利用。

◎五癌篩檢項目及條件

癌症種類	篩檢對象	篩檢方式	篩檢頻率
大腸癌	五十至七十四歲民眾	糞便潛血免疫法檢查：能檢測出糞便中藏有肉眼看不到的微量血液，找出潛藏的大腸癌，屬非侵入性的檢查	兩年一次

口腔癌	1、三十歲以上有嚼檳榔（含已戒檳榔）或吸菸之民眾 2、十八歲以上有嚼檳榔（含已戒檳榔）之原住民	口腔黏膜	兩年一次
乳癌	1、四十五至六十九歲婦女 2、四十至四十四歲二等親內血親曾罹患乳癌之婦女	乳房X光攝影	兩年一次
肺癌	1、具肺癌家族史：五十至七十四歲男性，或四十五至七十四歲女性，且其父母、子女或兄弟姊妹經診斷為肺癌之民眾 2、重度吸菸史：五十至七十四歲吸菸包年數達三十【註3】以上，有意願戒菸或戒菸十五年內之重度吸菸者	低劑量電腦斷層掃描	兩年一次
子宮頸癌	三十歲以上婦女	子宮頸抹片	每年一次

【註3】包年數：每日吸菸包數×共吸菸幾年。

據國健署統計，五癌的晚期存活率都很差，以期別第四期來看，大腸癌五年存活率不到兩成；口腔癌存活率不到四成；乳癌的五年存活率僅約三成五；肺癌和子宮頸癌更僅剩一成。這就證明，篩檢可以降低發生率與死亡率，相對提高存活率。

促發癌症的原因與趨勢，現代人該注意的文明癌症

研究指出，百分之五至百分之十的癌症發生原因，與遺傳及基因有關，其他百分之九十至九十五還是與環境中各種致癌物的暴露，以及生活習慣有關。例如菸酒、肥胖、不健康飲食及環境汙染等……，都已被證實是促發癌症的原因。

青壯年族群因為工作、生活與經濟等因素，經常倍感壓力，而精神壓力過大及焦慮，容易影響人體內分泌，亦會使免疫機制中負責抗癌的T細胞鈍化，讓癌細胞有機可乘。女性會增加乳癌、甲狀腺癌的風險；而男性，更易誘發淋巴癌。另外，研究指出，女性晚婚、生育年齡延後、生得少，與乳癌、卵巢癌的增加，也有高度相關性。

另一個空氣汙染危害，也是全世界國家苦思對策的問題。世界衛生組織（WHO）的國際癌症研究機構（IARC）於二〇一三年發布報告指出，空氣汙染是造成癌症的重要危險因子，並將其歸類在第一級致癌物中。相較高齡者，年輕人處於生產力階段，無論是上班或至戶外活動機會較多，相對接觸汽機車廢氣等空氣汙染的時間也變長；另外如電子煙使用人口增加，年齡層下降也是令人憂心的警訊。據國民健康署調查，十八歲以上電子煙使用率，由二〇一八年的百分之〇．六增加至二〇一九年的百分之一．七，升高近三倍，也是未來可能導致罹癌年輕化的原因之一。

這些篩檢也是重要的救命工程

一、肝癌

肝病曾被稱為「國病」，是影響國人健康的重大疾病。肝臟是「沉默的器官」，疾病症狀不明顯，容易被輕忽。即使是肝癌，確診時往往也已經是末期，治療及預後都不好。

過去造成肝癌的原因，與B、C肝炎盛行有很大關係，根據調查，肝癌病人中，約有百分之五十至七十為B肝帶原者；百分之十五至二十為C肝帶原者；百分之十至十五以酒精性肝炎居多。感染B、C型肝炎超過六個月以上就稱為慢性肝炎，長期慢性肝炎可能會惡化為肝硬化，最後演變成肝癌，這就是所謂「慢性肝病三部曲」。

自從B型肝炎疫苗注射，與抗病毒藥物的使用及個案追蹤管理的成效，病毒性肝病逐漸獲得控制。但B肝帶原者及長期酗酒導致的酒精性肝炎者，仍有繼續惡化的可能。另外，肥胖及高血脂導致的脂肪肝，環境及食物中的致癌物質，例如黃麴毒素，甚至長期服用不明來源成藥、具肝癌家族史，也都是罹患肝癌的危險因子。因此，定期的篩檢，追蹤就非常重要。

目前國健署提供四十五至七十九歲之民眾，終身一次的B型、C型肝炎篩檢服務，藉由抽血及腹部超音波檢查，可確定是否有肝炎。若篩檢為肝炎或帶原者，必須接受治療，並且每半年到一年需要接受肝功能指數及腹部超音波檢查，降低罹患肝硬化及肝癌的風險。若為肝硬化患者或有肝癌家族史，追蹤間隔就須縮短至三至六個月。（追蹤項目及時間僅供參考，仍須依檢查結果及醫師建議）

二、攝護腺癌

攝護腺癌是男性獨有的癌症，在台灣的發生率和死亡率有逐年上升趨勢。而近五年的資料顯示，每年新增個案數已進入前五名，而死亡人數亦都在十大死因之列。好發年齡在六十到八十歲之間的男性，四十五歲以前的攝護腺癌病人相對少見。雖然攝護腺癌屬老年化疾病，生長速度比其他癌症緩慢，但因初期症狀不明顯，與攝護腺肥大相似，容易被忽略。因此如何鑑別異常症狀，追蹤篩檢，盡早介入治療，即可獲得控制。

◎高風險族群

高齡老化是發生攝護腺癌的最高危險因子，而雄性素濃度被認為是重要的因素之一。飲食習慣會影響血液雄性素濃度，因此食用飽和性／動物性脂肪、肉食、牛奶和奶製品的人，其雄性素濃度會比較高，罹患攝護腺癌的機會也相對較高。

除此之外，攝護腺癌病史的家族，罹患機率也會比同一年齡男性高出四倍左右。其他如環境汙染、感染也可能會有關聯。

綜合言之，五十歲以上的男性、血親中有攝護腺癌的病患、偏好脂肪量高的飲食者，或是長期攝護腺感染發炎者等，皆是攝護腺癌的高危險群。

◎異常症狀留意

早期的攝護腺癌是沒有症狀，除非是腫瘤壓迫到尿道或轉移時，才會有頻尿、尿急、夜尿、尿流細小、尿道疼痛、排尿困難、血尿，或精液中有血等症狀；要是轉移到腰椎骨頭時，就會引起腰背疼痛及神經痛等明顯症狀。往往也是因為這樣求診治療而確診。

攝護腺癌的診斷，除例行的詢問病史外，最重要的檢查是做肛門指診，檢查是否有硬塊；再來可抽血檢查攝護腺特異性抗原（PSA）濃度是否異常，或經直腸超音波檢查，照出可疑的病灶，再依不同的狀況，做更進一步的病理切片和相關檢查，確定侵犯的範圍和擴散的程度後，再施以適當的治療。

「早期發現，積極治療」仍是治療攝護腺癌最好的方式。早期的攝護腺癌沒有症狀，因此建議，超過五十歲的男性最好每年至少安排一次肛診及檢查血中的PSA濃度檢查，有家族史者則應提早在四十歲起，就要定期檢查，以確保身體健康。

三、甲狀腺癌

在近五年的癌症登記報告中，甲狀腺癌的發生與死亡人數也在悄悄上升。甲狀腺癌是內分泌系統中最常見的癌症，女性發生率高於男性，平均發病年齡約五十歲，死亡年齡約在七十五歲以上，長期的預後和存活率都遠高於其他癌症。甲狀腺癌多由良性結節進展而來，所幸大多數甲狀腺結節都是良性，只有少數大約百分之五左右是惡性腫瘤。

◎高風險群

甲狀腺癌真正發生原因尚未十分確定，不過目前已知有幾種誘發因素：

・兒童或青春期曾經接受頭頸部放射線照射治療（600～2000cGY）者，容易在接受照射後二十年，產生良性甲狀腺病變或甲狀腺癌。

・家族遺傳：例如甲狀腺乳突癌或髓質癌病史。

・有些「橋本氏甲狀腺炎」可能與甲狀腺惡性淋巴瘤的發生有關。

・長期暴露於輻射環境下。

・碘缺乏：目前台灣食用鹽都有添加碘，此因素可能性已減低。

◎異常症狀留意

甲狀腺癌初期症狀並不明顯，通常不容易發現。最常是由外觀發現、觸摸到頸部腫塊、淋巴結腫大，或者因為腫瘤壓迫喉返神經導致聲音改變、沙啞，較嚴重可能因壓迫食道而吞嚥困難，或壓迫氣管有咳嗽、呼吸不順等症狀。

甲狀腺癌是非常表淺、悄悄無聲的腫瘤疾病，經積極治療，預後與存活率極高。

甲狀腺癌治療後的生活調整非常重要，遵循健康指導建議，例如不吸菸、限制飲酒、均衡飲食、運動習慣的建立和壓力管理、情緒抒發等，將有助於穩定控制，減少復發機率。

因為發生率有年增趨勢，建議四十五歲以上，每兩至三年的健康檢查項目中，安排頸部超音波檢查。平日可多觀察頸部外觀，或觸診是否有突起腫塊，以期早期發現，就能早期治療。

建立健康生活型態，預防勝於治療！

雖然現在環境中致癌因素似乎很多，但國際抗癌聯盟（Union for International Cancer Control, UICC）提到，有三分之一的癌症是可以提前預防的，只要避免常見的癌症危險因子，如抽菸、酒精、環境、不健康的飲食型態、缺乏運動、肥胖以及致癌相關感染等。另外，還有三分之一是可以透過早期發現、早期治療，甚至治癒。因此，透過預防、早期篩檢，可以降低百分之六十至百分之七十的罹癌風險。

癌症的發生與飲食及生活習慣息息相關，本會長期以來也推廣「防癌從生活做起」的觀念，力行「全民練5功　防癌就輕鬆」的五個功法——蔬果彩虹579、規律運動、控制體重、遠離菸檳、定期篩檢。

落實健康的生活型態，不僅對癌症的預防有顯著的成效，也能夠遠離慢性疾病，讓人生過得更健康、精彩。

II

癌活得久！提高存活之外，我還有什麼重要決定？

藉由作家平路的經歷分享，帶出癌友在罹癌之後，都能以不同角度的眼光看待這個世界，感受人世間處處的美好。學習以正面心態應對癌症所帶來的衝擊，相信醫療，瞭解即使是在罹癌之後，還是可以完成人生的重要階段。

07

名人訪談

我還是我，「間隙」讓我感受到更多細節與美好

名人採訪／作家 平路
採訪．撰文／趙敏

確診罹患肺腺癌的那一天，我不敢說是不是正常的一天，來了，在我身上了，就這樣，但是我不記得情緒上有過於戲劇性的起伏，能確定的是我沒有哭，沒有為自己掉下眼淚。

例行健檢，發現罹患肺腺癌，同年又發現乳癌

多年來閱讀與寫作，閱讀他人的人生，或者是創造不同的人生境遇，多少讓我在一個情境中拉出距離，保有客觀性。事後想想，格外感謝閱讀的習慣，驚惶的時候總記起讀過的書，奇妙地，以前不太瞭解的句子或忘記的句子也浮現心頭，我總是說，好像迴轉壽

司的轉盤，自動浮現心頭，書中的經驗平撫我的驚惶，讓我安渡之前未曾經歷的光景。後來，我寫了《間隙》這本書，像是感恩而圖報，其中也列出許多曾經安慰過自己的書，希望啟示過我的，亦有機會分享給其他人。

伴侶陪我去診療，所以是差不多時間知道我罹癌。我跟兒子談話習慣用 WhatsApp，我先是跟他講了一些別的事情，然後我說：「BTW（by the way），順便跟你講一下，我身上有了一個腫瘤。」

我兒子說，日後他每次想起這個 by the way 都會嚇到，因為他沒有想到會是這麼嚴重的事情。其實我真不想嚇到我的孩子，我一直都是最希望孩子的日子過得好，而我自己就是面對和處理，希望不要帶給孩子們太大的驚駭感。

健康王國與疾病王國並不遠，缺乏的是相互理解

會想撰寫《間隙》這本書，是因為我希望以自己的經驗連結到同樣境況的人，我把當時的心情，以及如何度過那段時間的方法寫在書頁裡，每一篇後都附有「功課」。比如說情緒來襲時，用筆記下曲線，觀察它怎麼起來的，更不必評斷這個情緒應該或是不應該。面對逆境將至時，心裡難免緊張，排定手術日期直到入院，我利用這段寶貴的「間隙」散步，穩定每個步伐和心情。

書中有一篇章是〈說與不說〉，在談人們時常對病人有許多的誤會，例如，會特別小心翼翼地問候病人，以為他什麼不能吃、什麼不能做。有時候，正是因為這樣的誤解，讓我們把健康王國和疾病王國中間切出一道鴻溝。

外界的人經常把我們看得很嚴重，需要被保護或被疼愛，甚至覺得很悲慘、命不好。可是這些都不一定是真實的感受，而是我們經由別人的眼光已經先入為主，把自己放在一個悲慘的境地裡。

有時候他人雖然是出於關心而詢問，沒有生病的人一聽到你得癌症了，立刻會想說原因是什麼？有沒有犯同樣的問題？這樣的關心詢問後面有一個心理機制，找出跟罹病的人的不同，健康的人因而覺得比較安全。

「因為我沒有那樣做，所以我是安全的，我是在另外一國，所以我只要不重蹈他人的覆轍就可以了。」

當我們陷入同樣的思考迴圈，就很容易把生病歸因於自己做錯了什麼，或者自己沒有做該做的、對的某些事，所以才會罹癌。

有些自以為好意的家人，會說病人以前都怎麼樣，所以現在才會生病，應該改變了；甚至有的人會說，病人一定是沒有吃對食物、一定是不夠愛惜自己等等。問題是，那真的是罹病的原因嗎？

罹癌是禮物和功課，治療也能成趣味

罹癌教會我更珍惜現在的每一分、每一秒，無論是一杯咖啡、一個下午茶的時光，都顯現出從來沒有覺知到的美好，某個意義上，就像是把時間切分開來，如同摺扇一樣延展。換句話說，每一個時刻、每一天，我都過得比罹癌之前更充實、更感恩，也更豐富，我們有機會在每個短短的片刻，看到事情更多美好的細節。

半年中，得知自己確診了另一個癌症，還好經過治療後，狀況穩定，定期回醫院追蹤。乳癌手術後要接受放射線治療，過程很平常，並不恐怖，也不難捱。我在〈接納〉這篇寫道：「每一日我都瞇著眼睛想像，這裡是『太空總署』……（中略）想像自己是一臺登月火箭，而我這截火箭即將發射升空？」或是「放射治療室疊著依病人身形打造的甲盔，有的患者需要一副鬥劍時的護身模具……（中略）這裡是如假包換的Cosplay？」也許是我們原先並不理解，而把治療想得太恐怖。那時我每天心情都頗為輕鬆，把「放療」想像成在幫我充電，運氣好的話，說不定會讓病人變得比較聰明，所以每天都輕鬆地來回醫院。

我在書中提到衍陽法師，她曾兩度中風，還得了肝癌和肺癌，多個臟器會疼痛。可是她觀察到，疼痛並不是二十四小時都在痛，有時候像煲粥，有時候像在冒泡，有時候又沒怎麼樣。她想，原來疼痛本身也是無常的，有它的節奏，你去專注於那個疼痛，並不會讓疼痛變得不痛，但你可能就忽略了，即使是最嚴重的疼痛，它還是有間隙，還是有一些沒那麼痛或根本不痛的時候。

罹癌對我來說，是禮物，更是功課。

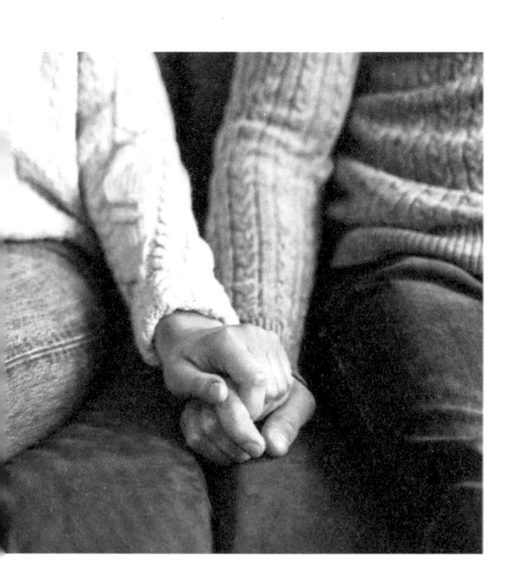

沒有生病的話，很多時候就悠悠忽忽地過日子，如果罹癌作為人生中一個分水嶺的話，那我現在有機會比之前更加地自在和從容，同時也很細膩地看待這世界所發生的事情。

別想像從未到來的不幸，發揮感受力過好每一分秒

我們經常會想像自己有多慘，但是我很喜歡書中一句話，出自哲學家蒙田：「我生命中充滿從來沒有發生過的不幸。」在事情還沒有來之前，就把自己想得非常不幸，那些悲劇除了在你腦海裡轉一圈之外，其實並沒有真正發生在你身上，有時候是你把自己想得太脆弱了。

對於是否會復發，我用的動詞可能不是「擔心」，應該說，我確實知道它有機率會來，而我這樣的人一定比從未罹癌的人機率要高，這是事實，但我擔心或憂慮都沒有用，該來的還是會來，也可能不會發生。與其擔憂，那不如好好地過現在的每一秒、每一分、每一天。

不管我們的年歲有多長、有無生病，生命都是有限的，我覺得罹癌最重要的心態是「如常」，基本上我還是我，還是過著豐富的生活，我們的感受力並沒有變差，每個須臾、每個間隙，都可以展延到無限的豐富，想像力還是可以帶我們到另外一層，以更客觀、更有美感的眼光看待這個世界，感受到人世間許多的美好。

後記：

作家平路，出生於台灣高雄，臺大心理學系畢業，美國愛荷華大學碩士。曾從事數理統計工作，並曾任《中時晚報》副刊主任、《中國時報》主筆、香港光華新聞文化中心主任，並曾在臺大新聞研究所與臺北藝術大學藝術管理研究所任教。

著有短篇小說《玉米田之死》、《百齡箋》等，長篇小說《黑水》、《何日君再來》等，以及散文《間隙》、《袒露的心》等，筆耕不輟，榮獲第二十二屆國家文藝獎。平路以書寫爭取女性的發言權，也爭奪女性的歷史詮釋權，敢於介入現實，遍及社會、文化、性別、政治、人權等議題，既寫出當代社會的共感，也以委婉又放膽的筆法，翻轉讀者對世界的看法。

二〇一八年底，平路因工作接受例行檢查，發現罹患肺腺癌，同年，又發現罹患乳癌。一年內面臨兩次疾病的考驗，她整理心情，將心路歷程化作文字，呈現在《間隙》一書中，即使面臨內心的不安、治療期間的不適，在時間的「間隙」裡，她仍對生活懷抱熱情，並對事物充滿豐沛、細膩的想像。

08

你該好好面對心理衝擊

專家撰文／亞洲大學心理學系助理教授
方嘉琦

癌症，真是當頭棒喝！無論我們怎麼想破腦袋去探究它是怎麼發生、問了十萬個為什麼，它就是發生了。對很多人而言，當醫師宣布罹患癌症的當下，肯定是非常震驚的，一直以來注意飲食、生活作息正常，卻被告知長出了腫瘤！怎麼會生病呢？癌症的不請自來，帶給我們極大的衝擊。

從得知罹患癌症開始，無數的挑戰便伴隨而來，光是要理解「癌症」這兩個字，可能就有困難，聯想到媒體對各類癌症不同樣貌的報導、電影情節中癌症病人的痛苦與磨難、無法獲知準確的存活機率、各式各樣令人抓狂的不確定性、日常的工作、學校、家庭、經濟都可能被打亂了步調……，揮之不去的想像和負面感受持續產生，因為我們的人生計劃可能需「暫停」或甚至「改變」，這種衝擊一時之間會令我們感到恐懼和困惑，也會懷疑是否再也無法「回歸正常」了？

做好心理準備，接受迎面而來的每個階段

根據庫伯樂．羅斯（Kubler-Ross）的悲傷五階段理論，人們在面對悲傷或災難性的衝擊事件時，常有一段複雜且類似的心理變化進程：

◎第一階段——否認／隔離（Denial & Isolation）

因為無法面對殘酷的事實，所以選擇性地先逃避，「這不可能是真的！」、「一定是搞錯了，不可能會是我！」、「我不相信！老天爺在開玩笑吧！」於是，很多人心中不斷地冒出各種「不會是自己」的聲音，藉由就診更多的醫師，來證明一定是哪裡出錯了！

◎第二階段——憤怒（Anger）

當事實擺在眼前難以否認之後，則會開始接收痛苦的情緒，挫折、煩躁、生氣、憤怒等，可能因著負面的情緒而怨天尤人，也可能會對自己生氣。

憤怒的情緒襲捲而來，也可能會自責、引發家人關係的衝突，這些並不容易在我們的文

化底下被接納，若彼此能多理解這個心理變化的進程，則會知道正因為心裡承受著太大的痛苦，感覺到憤怒和生氣是很正常的悲傷反應階段。

◎第三階段——討價還價（Bargaining）

當憤怒過後，有些人展現出討價還價的樣貌，向上天祈求，例如求神問卜；這段期間會特別輕易受到對病情可能有所好轉的偏方跟傳聞影響；或改變一些生活行為，例如吃素、有機飲食等，試圖透過一些努力來祈求結果可以不一樣。

◎第四階段——沮喪（Depression）

但是當我們討價還價一段時間也無用，痛苦的感受會再次襲來，這次「失去健康」的體會更為深刻明顯，因而意志消沉，變得沮喪、憂鬱，甚至失去希望感。有些人不太想出門、抗拒家人親友的關心，甚至不接受治療，這對自己或對家人都是一段難熬的歷程。

◎第五階段——接受（Acceptance）

然而，我們的情緒不會總是在低谷，情緒總是起起落落，即使在低落的情緒中，仍然能同時感受到好笑、好玩的正面心情，即便感覺沮喪，生活中的一點小事，一樣能令人感覺到幸福，千萬不要以為生病了就只會剩下負面的情緒，而把自己困在悲傷失落之中。學習在沮喪和失落之中，覺察感受喜悅、小確幸；接納自己的各種狀態，心情自然變得較為冷靜和穩定，而後就會進展到第五個接受的階段。

雖然這五個階段感受的順序、時間長短因人而異，並非每個人都會經歷一模一樣的歷程，但透過瞭解這五個階段，可以幫助自己或家人檢視目前的狀態，多一份理解，多一份寬容，更多一份接納，那麼要進展到接受階段，便不是難事。

接納負面情緒，它會自然流動而離開

負面情緒很弔詭，大家都不喜歡負面的感覺，但負面情緒並沒有錯，其來有自。在面對癌症的過程中，恐懼和擔憂更是如影隨形，是極為自然和正常的情緒，當我們來來回回陷入負面情緒的狀態中，我們需要時不時告訴自己並不奇怪，無須內疚或批評自己的情緒狀態。如果你深信且認清負面情緒只是自然的流動狀態，那當恐懼、悲傷襲來，你會知道，幾次深呼吸、體驗和感覺，並宣洩它，它又會流動而離開。

當我們接納自己反覆陷入負面情緒的狀態之中，任其流動（這並不代表不難受，而是我們依舊會感覺難受和不舒服，只是相信它會自然流動再次離開），也可以學習去與負面情緒對話，分析背後真正的焦慮原因。

舉例來說，當我們感覺害怕時，可能是害怕惡化或復發帶來需要承受的後果，例如疼痛、再治療、依賴他人幫助、擔心子女……，也可能有像是「我不會變好了」、「我好沒用造成別人負擔」、「那個方法一定沒效」的非理性信念。

當我們願意正視負面情緒，並能進一步思考更細緻的情緒故事，或許當它再次來襲可以不那麼令人困擾，甚至除了靜觀流動面對情緒的方式之外，可以去調整非理性信念，也因為釐清了一些思緒和細節，則有方向性的和家人或醫生進行疾病，甚至療程的討論。

最後，在生活中持續實踐任何我們喜好的事物和活動，能帶給我們放鬆的方法，也有助於我們穩定情緒。

以下四點為正視負面情緒找到出口的策略：

1、正念靜觀流動
2、檢視非理性信念
3、分析焦慮源並溝通討論
4、進行喜好和放鬆的活動

外觀、角色的轉變，該如何面對與調適？

面對癌症治療，不單純只是處理疾病本身而已，治療的副作用或身體外觀的改變皆是考驗，並且是在生活日常中不斷地提醒著我們，像是體力不如過往、疲倦感、睡眠困擾、掉髮等，彷彿提醒著「哪裡又不一樣了」、「我真的是一個病人了」，同時也擔憂「會不會惡化」。

癌症治療後，身體外觀的改變，有時令人難以隱瞞病情，除了擔心他人眼光，還得逐一解釋時更讓人感到困擾。身體外觀也是自我認同的重要部分，自己在短時間內正發生改變，看著鏡子裡的自己，卻有著陌生感受，擔心與孩子或伴侶一起出現在公眾場合、走在路上巧遇熟人會想遮掩自己，裝作不認識，這其實是非常失落的歷程。

但同時終於有機會反思看看「關於自己」，長久以來背負著很多「角色」的自己：「一直以來我是一位母親、父親、兒女、兄弟姐妹、朋友、律師、我的職業……。」身體外觀的改變對我這些角色會有什麼影響嗎？我除了是這些角色之外，我又是誰？我可以只是我自己嗎？

在我的會談經驗中，發現許多癌友有「無法做自己」的共通點，長期習慣壓抑、忽視自己的需求，忘了愛自己，將照顧他人、滿足他人的需求擺在第一順位，「因為我是媽媽啊……」、「我身為兒子……」、「在工作中不就得像這個樣子，不然同事會……」，被諸多角色壓得喘不過氣，這些壓力正是傷害我們身體免疫力的危險因素。

如何告知家人？

猶豫將罹癌一事告知家人這個決定，你肯定有自己的考慮，例如不希望家人會擔心、擔心家人的反應很激動、自己的情緒狀態也還沒有很穩定，不希望受到家人的影響、害怕變成自己還要費力去安撫家人、不知道怎麼說比較好、要告知的對象是長輩或幼童等。以下幾個面向，提供大家參考：

◎先試試水溫

在告知以前，可以先旁敲側擊家人的反應和狀態，帶家人一同去參與癌症相關的講座，在聊天的過程中討論如果罹癌的各種可能性；也能請較親密的親友進行試探，甚至由親密的親友告知也是可行的方法。

我曾經會談的一位癌友，便是請自己弟弟旁敲側擊父母的心情後，由弟弟在與父母聚會時轉知，也因為是弟弟轉知，即使父母心情激動，弟弟也能先安撫父母。當父母在面對哥哥時，心情也已經較為冷靜，彼此能好好對話。事實上，沒有哪一種告知方式是最好的，每一個家庭互動風格各有默契，沒有所謂對錯，也沒有標準答案。

◎告知家人，是為了表達清楚需求

告知家人的目的，便是希望可以傳達清楚自己需要及不需要的協助。因為面對癌症是一條長期抗戰的路，家人若能成為支持的力量便是助力，若反而增添病友及家人彼此的壓力，則會變成阻力。但若沒有清楚完整表達出來，也是徒勞無功。

◎良性的互動與界限

瞭解自己的需求→把心情說出來→不要承攬對方的情緒→避免控制的思考方式→彼此稱讚和肯定。

即使是很親密的關係，若彼此沒有良性的界限，過度投入自己，甚至在關係中犧牲自己，關係會逐漸形成壓力與疲乏。請謹守「適可而止」、「放過自己」的心態。

面對癌症治療的過程中，不論是病友或照護者，有負面情緒在所難免，同理彼此的情緒，不要想著要讓對方的心情改變，或是覺得對方的情緒是因我而起，這樣反而承攬了不屬於你的情緒責任。

每個人都有消化自己負面情緒的能量和責任，試圖去消化他人的情緒，若不小心令對方的情緒無法真正排解，或將自己的焦慮轉移到對方的身上，這時，踩個剎車想想看，到底是自己的焦慮，還是對方的焦慮？

陪伴的過程，也常有事與願違的情形發生，很希望對方按照自己的需求去做、對方做不到便很難受、執著在對方不夠愛自己、不夠溫柔體貼，若陷入這種控制的思考方式，對自己只有損害、毫無益處。陪伴、關懷和照護，不是非黑即白的問題解決而已，很多問題都在灰色地帶，需要幽默、彈性的思考方式，才能彼此自在。

你還記得上一次讚美和肯定自己，或讚美和肯定家人是什麼時候嗎？練習時常讚美、肯定自己和家人也很重要：「做的好」、「你真體貼」、「我很了不起」、「今天的午餐煮得非常好吃」，即使尚有諸多不足，也試著表達感謝和肯定，立刻就能獲得另一種治癒的效果。

◎面對長輩和幼童

不想告訴長輩，通常是害怕長輩過度煩惱與擔憂，反倒令其身體欠安。雖然獨自面對也是一種體貼，但長輩早已在孩子的人生中擔負了照顧者的角色許久，他們常把孩子的不適與病痛視為自己的過錯，一旦憾事發生，沒有被事先告知的長輩，將面對的是放大的自我責怪與沒有機會道別的遺憾，加倍傷慟。

相對而言，不想告訴幼童，有時是認為幼童年紀尚小、很多事情還不懂，等他長大自然會明白。然而對於幼童來說，雖然口語表達和認知理解尚不足，但對互動氣氛與家人情緒卻特別敏感，明明感受到不尋常的情緒，卻又被隱晦地要求壓抑和掩藏情緒，對幼童心理上也是埋下了一顆躁動不安的地雷，無法得知將來會如何引爆。

因此，不論告知長輩或幼童，我個人仍會比較建議依循上述的做法，讓家人們一起去找尋其中的分寸來面對難關，開誠佈公的討論和溝通，勢必不可或缺。此外，針對幼童，可利用很多繪本與遊戲，讓幼童藉由想像去加以理解。

告知家人是極為重要的議題，不是一個容易的選擇，或許依舊沒有怎麼做才是正確的，只能一方面帶著體貼，另一方面帶著每個家庭的默契和勇氣，再一起去思考看看如何面對接下來的挑戰。

養成愛自己的習慣，不要讓癌症佔據生活的全部

我們有許多美好的特質是與身體外觀無關的；我們做過許多有意義的事，也並非因為我是什麼角色而做，那單純就是「我」而做的；一本書，時間久了封面會損舊，但是內容故事仍然相同。

不要因為外觀而失去自信，也不要因為外觀而失去愛美的渴望，無論外表看起來如何，都要踏出愛自己的行動。你不只是癌症病人，生活裡還有很多其它的面向，等著你去發現這些美好，不要讓癌症佔據生活的全部。

如果你願意，一起嘗試以下幾件事吧！

◎大方對家人或朋友說出自己的一個需求。

◎選一件讓你感覺更有力量的物品，也許是一件衣服、一頂帽子，或一支手錶、香水、飾品等，穿戴上它。

◎獨自或找合適的旅伴一起去做、去享受一項你喜歡的活動，不論是一場散步、一個聚會、按摩、看劇、烹飪都可以。

每一天都當作重新開始，把握當下不留遺憾

還記得，當我重新翻閱從小到大的所有筆記和日記，一邊哭一邊笑著看完，雖然非常不捨，最後還是丟掉了，整理後卻有一種平靜和輕鬆的快感，彷彿重生之感。

「因為捨棄，才會知道為何留下。」斷捨離後，更清楚知道什麼對我更為重要，甚至和家人朋友分享我的感動。這樣的感受，意外地也與一位經歷安寧療護兩千八百名病患的日本安寧醫師，所提出不留遺憾的四項要點——不自我否定、無論何時都勇於新嘗試、坦然和重要他人表達內心感受、把握當下好好度過每一天——不謀而合，現在我也將這四要點分享給你，找出對自己而言真正重要的東西，把每一天都當作重新開始，把握當下，不留遺憾。

09

相信醫療，回歸醫學實證，最新、最貴的治療並不表示最有效

專家諮詢／萬芳醫院血液腫瘤科主任　張家崙
採訪．撰文／趙敏

隨著科技及時代演進，癌症治療近年來也有相當的突破。諸如標靶藥物治療及免疫治療等，不再是科幻小說般的夢想，而是進入臨床實際幫助病患增加存活的良方。但治療方式越多，一般民眾反而越難分辨這些治療的差異及應用的層面，常常有「貴就是好」或「自費就是好」的迷思。

此次邀請萬芳醫院血腫科主任張家崙醫師，針對日益複雜的癌症治療，提供病友選擇治療方式上的一些建議。

最新穎的治療一定好嗎？因人而異，還是要以醫學實證爲主

癌症治療日新月異，以美國ＮＣＣＮ（National Comprehensive Cancer Network®）最新的肺癌診療指引為例，至今年九月就已經改版了五次，進步速度之快，令人目不暇給。因此，常有病患拿著最新上市的藥物，甚或是尚在臨床或動物試驗的研究報告，追問醫師自己是否適合這些「最新」的治療。不可諱言，較新的治療方式相較於過去的標準，必定是在科學上有所突破，才能受到大家的認可。但在做治療選擇時，不能僅僅以「新」作為選擇的標的。

以轉移性肺腺癌為例，目前已經知道免疫治療可以增加病人的存活率，但並非人人都可藉由免疫治療延長存活。對於表皮生長因子受器（ＥＧＦＲ）點突變或是有ＡＬＫ（Anaplastic Lymphoma Kinase）基因重組表現的病患，免疫治療相對療效不佳。反之，免疫檢查點 PD-L1 表現量高的病患就有非常好的反應及存活期。有些病人可以單用免疫治療，有些病人則需要化療合併免疫治療，要如何選擇最適合的治療方式，有賴於臨床的醫師，以及目前醫學研究的進展所顯示的證據，做綜合判斷。

藥物臨床試驗設計直接影響醫療上的判斷，傳統上新藥上市前需經過動物試驗後，分別完成一、二、三期臨床試驗，才可獲得官方的許可，但近年來些許多標靶及免疫治療藥物在一、二期臨床試驗完成後，便獲得適應症。

如此好處是縮短了病患等待的時間，但相對由於臨床試驗規模較小，對於次族群的分析無法有統計學差異的比較，缺乏長期副作用的評估，未來在試驗設計上也還需有突破進展。

> 新穎的治療方式也可能合併傳統治療方式產生協同效應，所以臨床上應用仍需基於臨床試驗的結果，而非一味追求最新的治療。

精準醫療不同於上述治療，是指現在有技術可以檢測腫瘤基因定序分析，除了看到腫瘤的外觀，也可以知道腫瘤內部的基因產生什麼變異，我們根據這樣的變異找出相對應的藥物，給予較精準的治療。

然而，這樣的治療會遇到什麼瓶頸？首先，可能帶有這種基因變異發生的人數較少，難以有好的臨床試驗。臨床試驗必須要看到統計差異需要足夠的個案數，當收案的病人不夠多時，就很難在臨床試驗上證實療效。

其次，假設我們偵測到了一個很少見的基因變異，也剛好有藥物能對付此基因變異，但是藥物還在動物實驗階段。細胞株或動物實驗有效，並不能保證人體是否會有相同的效果。如此盲目嘗試不僅在療效上無法預期，同時也無法保障病患的用藥安全。目前醫學上希望透過精準醫療，協助醫師做最好的治療抉擇，但是精準醫療畢竟不是萬能的，仍需考量可能的限制和困難。

實體與非實體腫瘤，主要治療方式大不同

為什麼早期發現癌症，通常是先動手術切除？對於腫瘤的治療，通常有一個最主要的治療方式（Main Treatment），也就是理論上，透過這種主要的治療，在早期時，應可以完全消除腫瘤。

大家常聽到的肺癌、乳癌、肝癌、胃癌等，這些看得見實體的稱為「實體腫瘤」。針對大部分的實體腫瘤，最主要的治療就是手術，切除腫瘤本身就會達到消滅癌症的目的。非實體腫瘤如淋巴瘤、白血病，又可稱為「液態腫瘤」，因為癌細胞就在血液當中，沒地方可切除。液態腫瘤就不能使用手術，所以主要治療方式是化學治療，有些人注射完化療藥物後，淋巴瘤或白血病就會完全消失而痊癒。

輔助性、新輔助性治療助攻，降低癌症復發

不過，主要治療做完之後，並不是所有人都會痊癒，假以時日有些人會復發。為了降低復發的機會，衍伸出兩個治療的概念：一個是「輔助性治療」，另一個是「新輔助性治

療」。

有些實體腫瘤先經過主要治療手術切除後，接著做輔助性治療，能降低癌症的復發。有人會用化療當做輔助性治療，有人則用放療或免疫治療做輔助性治療，就看臨床實證給予我們什麼樣的證據。

輔助性治療可以放在主要治療後面，也可以放在主要治療前面，稱為「新輔助性治療」。比如說乳癌的病人透過開刀可以痊癒，但是病人的腫瘤太大無法切除乾淨，或者是病患的體力還無法接受手術，醫師可先藉由化療縮小腫瘤，後續比較好切除，或是等到病人體力調養得差不多了，再來動手術。

液態腫瘤也有輔助性治療，像白血病注射完「引導性化學治療」之後，會以「鞏固性化學治療」，以盡量減少復發的機會，達到幾乎痊癒的狀態。這樣引導性化療的角色就是主要治療，而鞏固性化療則是輔助性治療。

精準醫療依臨床實證，多用於晚期治療

目前精準醫療是根據基因檢測的結果，選擇不同的治療方式，通常是應用在相對晚期或者是已經轉移的第三、四期癌症。第一、二期的病人因為屬於較早期，現今還沒有足夠臨床實證顯示精準醫療是否能帶來好處。

廣義上來說，會用到標靶藥物就已經算是精準醫療的一部分，但是早年沒有那麼多的生物標記（Biomarker）可以檢測，針對肺腺癌只能驗EGFR，只驗一個受器的基因定序，因為只有一個靶，大家不太會將它稱為精準醫療。

但是現在我們有很多靶了，透過生物標記檢測，確認病人是否帶有EGFR、ALK、ROS1、RET、MET、NTRK等基因的變異。不只有臨床試驗，甚至已有藥物上市可用，當選擇越來越多，可以把病人分成不同的類別，達到精準醫療的目的。

以乳癌來說，目前精準醫療會比較把重點放在三陰性乳癌。三陰性乳癌常會有BRCA1或BRCA2的基因突變，可以使用PARP抑制劑，或手術後服用口服標靶藥物，精準讓癌細胞凋亡；轉移性的乳癌就不再考慮手術，直接以口服標靶藥物治療。

所以整體來說，最新、最貴的治療，並不表示最有用。

最新、最貴表示它是一個新技術，由於開發的成本、在國際市場上競爭的價格，導致還沒辦法立即降低價格，但是治療有效與否，還是要回歸臨床實證的支持，醫師在為病人治療時，會視腫瘤的特性與期別，選擇最適合的治療方式。

神奇的免疫治療，讓自身免疫系統具有擊殺癌細胞的能力

現在病人也很常提到免疫治療，免疫治療其實是一種籠統的說法，大多是指免疫檢查點抑制劑，例如，引起T細胞凋亡的PD-1、癌細胞表面上的蛋白質PD-L1、針對T細胞的表面受體CTLA-4等，這些是抑制人體本身免疫能力的煞車機制，我們利用免疫檢查點抑制劑把煞車機制失效，免疫系統就能活化，去攻擊癌細胞。

PD-1全名是Programmed Cell Death Protein 1，Programmed Death是指計劃性的死亡。細胞接受到這個訊息之後，就會知道自己要漸進式地凋亡，它會慢慢吸收細胞裡的胞器，逐漸萎縮至死，不會突然死掉。

當PD-1的受體被激發時，會讓原本具有辨識和擊殺腫瘤能力的免疫殺手T細胞，走上凋亡之路，有些T細胞便慢慢萎縮或靜止不動。

免疫檢查點抑制劑的功能，就是把這樣的抑制機制關掉，它要對抗PD-1或PD-L1，讓T細胞不要接受到凋亡的訊息，T細胞就會繼續活化、辨認腫瘤的抗原，並攻擊它。

然而，免疫治療並不限於免疫檢查點抑制劑，事實上，從比較早期的干擾素、介白素，這些都算是免疫治療。免疫檢查點抑制劑出現後，還有一些新的免疫療法，比如說溶瘤病毒，是將病毒加以改造，讓它感染腫瘤，再讓它破壞腫瘤細胞和溶瘤病毒的發展。

另外，還有免疫細胞治療，先從病人身上提取免疫細胞，在體外加以刺激或藉由基因工

程改造（如 CAR-T），讓它培養擴增之後注射回身體裡，達到擊殺癌細胞的效果。

治療迷思：手術切不乾淨，造成癌症復發？

坊間常有傳言，手術會切不乾淨、導致癌症復發，許多病人為此驚恐。先說手術的確有可能切不乾淨，但沒有醫師想故意切不乾淨，只是有時候會遇到一些困難，比如說肉眼看不到病灶，或者是腫瘤就貼在大動脈上面，若是切下來連大動脈也切破了，會危及生命；或者是腦部腫瘤，有時候很難拿捏安全距離，只能一片片把它撕下來。因此，前面提到的輔助性治療，就是為了解決無法切除乾淨，還殘留在體內的癌細胞，去對抗和減少癌症復發。

那麼，手術會不會讓癌細胞擴散？學理上來說會，但是擴散到底有沒有意義？不知道。這就好比說，撒了一把種子在土壤裡，它一定會長出植物來嗎？不一定；同樣地，癌細胞擴散出去之後，一定會再長起來變成癌症嗎？也不一定。

如果手術後有一些癌細胞擴散出去了，我們就用後續的輔助性治療，包括化療、放療、免疫治療或標靶藥物，再把它殺乾淨。

癌友常會問這個問題，應該是想問萬一手術切不乾淨，癌細胞會擴散出去，那是不是就不要手術？答案當然是不行，手術仍然是最主要的治療。

治療迷思：治療副作用好痛苦，是永久的嗎？

癌症治療後常有一些副作用，讓病人感到痛苦不堪。

有些副作用是永久的，有些會消失。好比說，像鼻咽癌的病人都會做放療和化療，放、化療做完後經常會鼻塞，鼻子的黏膜變得光滑，上面的纖毛都不見了，所以一些鼻涕或鼻屎就卡在裡頭出不來，有的人講話會有很重的鼻音，這樣的副作用是永久的，以現今的科技來說，沒有辦法去除。還有一些化療，例如，大腸癌、晚期胃癌的注射劑歐力普（學名Oxaliplatin），有可能引起神經病變，造成手麻、腳麻，有些病人一旦發生之後就不會再復原了。

不過，病人不需過於擔心，大部分的副作用是一時的，可以透過藥物或休養改善。比如說化療造成的色素沉澱，通常療程結束後就會消失；化療引起的噁心、嘔吐，也會在療程結束一段時間後停止，假如真的很不舒服，目前健保對於止吐藥有充足的供應，包含止吐劑血清素拮抗劑（5-HT3 Antagonist），或者是NK1抑制劑；化療引起的掉髮也是暫時性的，過一陣子（約治療後三到六個月）頭髮會再生。

與癌共處，不要因抗癌限制對生活的想像

我常會跟病人說，癌症該怎麼治療、用什麼藥，醫師會幫你想辦法，但是生活要怎麼過，醫師沒有辦法幫你選擇。治療癌症的目的是為了擁有更好的生活和延長生命，問題是要

怎麼把自己的生活過好，每個人的做法與需求都不一樣。

我建議，癌症病人不要把生活的重心都放在癌症上，癌症確實影響病人生活非常多，例如要注射化療、要定期檢查，佔據病人和家屬很多時間，治療的副作用也影響到生活品質，但這並不是你生活的全部，你仍然要尋找生活的意義，要去享受其中的快樂。

像是有些病人體力還好，我就會建議他治療休養後回去上班；如果體力比較沒那麼充足，還沒辦法勝任工作，至少可以多花點時間陪陪家人。罹癌了，不一定是家人陪伴你，換個方向想，你也是在陪家人，在相處的過程中，就會有很多親情的互動。

與癌症共存，最主要的問題就是必須認清，癌症並不是我們生命的全部。

對抗癌症的目的是要讓生活更好，千萬不要被對抗癌症這件事，限制了你對生活的期待與想像，這是我想傳遞給癌友的訊息。

10

罹癌仍可完成的人生重要階段——生育篇

專家諮詢／長庚紀念醫院林口總院婦癌科
副教授　周宏學
長庚紀念醫院林口總院婦產部及不孕症
主治醫師　尤星策
摘錄／台灣癌症基金會《罹癌又怎樣》

癌症的生育議題，早年較少受到重視，一方面是因年輕的罹癌患者相對較少，另一方面，早年生殖技術也尚不發達，即使患者有需要，醫療能做的事情也有限。但隨著醫療發展越來越進步，面對尚有能力生育的罹癌患者，醫療團隊已能透過不少方式為患者提供解決方案，減少罹癌對生活的衝擊。

三大婦癌，越前期越有機會保存生育力

癌症本身和癌症治療的過程都可能會影響生育能力，甚至造成不孕。因此不管哪一種癌症，只要碰到尚在育齡期階段的患者，醫師都應該先瞭解患者的懷孕史與生育規劃。倘若患者可能有生育打算，就不能用平時的治療原則來思考，而須針對病人疾病狀況、癌症分期進行評估，擬定出另一套治療計劃，並視情況轉介病人至不孕症或生殖醫學科團隊。

一、與生殖系統無關之癌症：以凍卵為主

一般來說，跟生殖系統無關的癌症，包括乳癌、肺癌、甲狀腺癌等，由於手術過程中並不會切除或傷害到卵巢、子宮等生殖器官，所以治療後，病人還是可以保有原本的生育能力。

但如果需要進一步接受化療，對於年紀較大的患者（通常是超過四十歲以上），因卵巢功能已經逐漸老化，化療加速卵巢早衰的情況更明顯，因此，這類患者，若有生育規劃，就可能要考慮在治療前，先進行凍卵。

二、與生殖系統相關之癌症：依期別、治療方式，可有不同做法

若是牽涉到生殖系統的癌症，便會直接影響生育。婦科的卵巢癌、子宮頸癌與子宮內膜癌，通常需要切除卵巢、子宮。在治療時就需依癌症期別與治療方式調整治療模式：

◆**卵巢癌：**

女性排卵的方式並不是兩側卵巢同時工作，在大多數情況下，左、右兩側輪流排卵，也有一些人連續好幾個月都由某一側的卵巢在排卵。由此可知，只要留有一側的卵巢，就還有排卵的能力。因此，未來還想生育的卵巢癌患者，若分期在第一期Ａ（即病灶只有在其中一側的卵巢），醫師可進行保留生育能力的手術，只切除病灶側的卵巢，保留下子宮及另一側的卵巢與輸卵管。

已進入第一期Ｂ的患者，病灶已經擴及雙側，就無法再保留其中一邊的卵巢。由於子宮未受到影響，病人還是可以靠著接受捐卵等方式嘗試生育。

不過，對於第一期、有機會保留卵巢的患者來說，有時手術後仍會建議搭配化學治療，就可能面臨到卵巢提早衰退的問題，因此也可向生育保存的團隊諮詢。

目前，醫學上還沒有找到一個能絕對保證有效的卵巢保護方式，但現在有些研究發現，如果在化療過程中，讓卵巢暫時休息、停止排卵，可降低卵巢早衰的機會。這包括抑制腦下垂體，或利用其他藥物抑制排卵。因此，有些醫師會建議患者在化療的過程中，採取這些方式來保護卵巢，或者，也可考慮凍卵。

◆**子宮內膜癌：**

子宮內膜癌不管在哪一期，為徹底清除癌細胞，減少日後復發機率，標準的治療都會建議切除子宮。但如果有生育考量，早期的患者仍有一些方式可以嘗試。

若患者屬於病灶侷限在子宮內膜，尚未侵犯子宮肌肉層、淋巴腺或子宮頸的第一期A型，並且癌細胞有黃體素接受器，可以考慮先不做手術，改以荷爾蒙治療法，利用高劑量的黃體素使腫瘤組織萎縮。

根據過去統計，約有七成的病患可利用這種方式暫時控制住腫瘤。但這種做法，最主要的意義是讓患者在治療後趕緊準備生產。等生產之後，還是要再回到醫院進行子宮切除手術。【註4】

因為從數據上也會發現，採取荷爾蒙治療的患者未來約有一半的人會復發。

至於荷爾蒙治療無效的另外三成患者，就只能切除子宮。一般來說，約治療三到六個月，最長一年，若腫瘤都不見消退，就不需要再嘗試下去。

不過，在切除子宮時，也可嘗試保留卵巢，讓病患仍保留自行排卵的能力，未來再透過人工結合精卵的方式，以代理孕母的方式生育。

令人遺憾的是，代理孕母目前在台灣還是被禁止的，想選擇這種方式的患者，就必須評估是否有經濟能力到已開放的國家施行。這也導致許多想求子的夫妻得為此四處奔走、花上更高額的費用。事實上，國內討論開放代理孕母已經很多年，但我們的立法速度實在太慢，主管機關實在應該看見這些患者的需求。

◆子宮頸癌：

子宮頸癌的標準治療方式包括「子宮全切除術」與放射治療（有時候還會搭配化學治療）兩種。

若採取後者，因電療會直接對子宮組織造成傷害，基本上就沒有保留生育能力的可能性，再加上腫瘤細胞位於子宮頸，若透過陰道先行取卵，可能會有刺穿腫瘤細胞的風險，因此無法在治療前先進行凍卵。

若採取手術，如果是期別為第一期（淋巴腺尚未轉移），且腫瘤小於兩公分的患者，就有機會透過手術方式的調整保留子宮。依期別可分為兩種做法：

1、IA期【註5】：透過子宮頸圓錐狀切除術，將腫瘤切除。

2、IA二期至IB一期：做一般的子宮頸切除手術，但保留子宮，並合併子宮頸環紮手術（為了避免因子宮頸變短，未來在懷孕時，發生子宮頸閉鎖不全而流產的情況）。

【註4】

由於罹患子宮內膜癌的危險因子中，如過度肥胖、荷爾蒙分泌異常等，也常跟不孕症有關，這類患者要成功懷孕也往往比一般人困難。因此，在思考各種做法時，需與生育保存的團隊積極配合，盡可能採取最有效率的方式。

現在凍卵、取卵的技術已發展成熟，從準備到取卵完成，往往不超過兩週，不至於影響患者原本的治療時程。但比較麻煩的是，隨年齡增加，卵子庫存量也越來越少，實務上不見得一次取卵就能取得足夠的冷凍存量，短至一個月，長則可能要花上三個月時間。為了不延誤治療，得同時與癌症主治醫師及生育保存團隊商討，以規劃出最適合的折衷方案。

治療後，疾病控制穩定，就能準備生育

當治療結束後，待檢查確認癌症緩解，因癌症治療而引起的各種不適，也逐漸消失後，就可以開始準備懷孕。這沒有所謂的標準答案或評估標準，最主要還是看癌友的身體狀態。

有些患者會擔心，懷孕可能增加癌症復發的機率，事實上，目前並沒有研究證實之間的關聯性。

不過，癌症的復發通常會在治療後的兩年內，若已經開始懷孕，卻又得接受癌症治療，就可能面臨胎兒安全與治療的取捨。因此，也可以休息約一至兩年後，再準備懷孕。

生育，經常被忽略的議題

隨科技進步，癌症存活率越來越高。根據國健署統計，國內癌症的治療成效在五年存活率上，已經將近六成。一些研究報告更發現，年輕的罹癌者，比起高齡罹癌者的預後更好，存活率也較高。這意味著年輕癌友們在考量治療成效與生命延續的同時，也需要思索日後的生活規劃，並盡可能維持住各種生理功能。

過去，生育經常是被癌友們忽略的議題，癌友們懷孕的比例不高。國際上一項研究，曾針對六千七百名癌症患者進行追蹤，發現十五年後，只有約五分之一的人能成功懷孕。其中，女性最常見的乳癌，懷孕率更低於平均值，只有將近百分之九。

【註5】IA期：微侵襲癌。

IA一期：微侵襲癌，水平徑不超過七毫米，子宮頸基質侵襲小於基底膜下三毫米。

IA二期：微侵襲癌，水平徑不超過七毫米，子宮頸基質侵襲為基底膜下三至五毫米之間。

IB期：肉眼可見腫瘤侷限在子宮頸或顯微病灶範圍超出IA二期。

IB一期：子宮頸腫瘤直徑不超過四公分。

IB二期：子宮頸最大腫瘤直徑超過四公分。

治療消滅腫瘤，也傷害生殖細胞

以癌症常見的化學治療與放射治療為例，皆屬於「非針對性」的治療方式，因此在消滅腫瘤細胞的同時，往往也會傷害到正常的組織，當然也包括生殖細胞。此外，若是長在生殖器官上的癌症，如攝護腺癌、子宮頸癌、卵巢癌等，在手術切除腫瘤時，為確保能將腫瘤細胞清除乾淨，通常也得將這些器官一併切除。

化學治療是影響生育能力最常見的因素。因化療藥物具有一定的毒性，會抑制卵泡生長，使病患在治療過程中及治療後的一段時間產生停經的狀況。此外，人體內的精子和卵子是由體內精原母細胞和卵母細胞分裂而成，一旦化療藥物殺死了這些細胞，患者日後就無法再產生精、卵子了。

至於放療，影響較小，多半發生在照射範圍包含骨盆腔的癌症中，像是生殖器相關癌症與直腸、膀胱、攝護腺癌等。尤其睪丸、子宮與卵巢組織皆位於骨盆腔內，在接受高劑量放射線時，很容易造成組織的破壞。

生育保存的方式

目前，生育保存最主要的方式，在治療前，先行取出卵子、精子或胚胎，加以冷凍保存。待治療結束、病情穩定，要準備懷孕時，再取出使用。有些人會擔心，打排卵針是否還得配合月經週期，事實上排卵針在任何時候都可以進行。

無論冷凍精卵或胚胎，都不在健保給付範圍內，花費至少要八、九萬起跳【註6】，若因經濟考量，也可在接受化療前，先以藥物注射（荷爾蒙抑制藥物）方式，讓卵巢呈現休眠狀態，減少化療藥物對卵母細胞的攻擊。

針劑通常每個月注射一次，每次費用約四千五百元至五千元不等（健保不給付），直到化療療程結束為止。根據一些研究指出，採取此方式的患者，卵巢早衰機率（百分之十四）較未接受此方式者（百分之三十）低，而日後懷孕機率（百分之十）則比未採取保護措施者高（百分之五）。

不過，從數據上來看，這種方式效果仍有限，只能算是非不得已的折衷做法。若經濟上可負擔，還是應該優先採取冷凍精卵或胚胎的方式。若想兩種方式都進行也可以，兩者並不互斥。

至於男性，方法單純的多，只有冷凍精子，且取精過程較單純，原則上門診中即可完成。除非精子的數量與活動力不足，才需要多次進行（建議中間間隔兩天）。

【註6】一般來說，冷凍卵子費用約為十至十二萬不等，冷凍精子費用為一到兩萬之間；冷凍胚胎費用則為十二萬至十五萬不等。

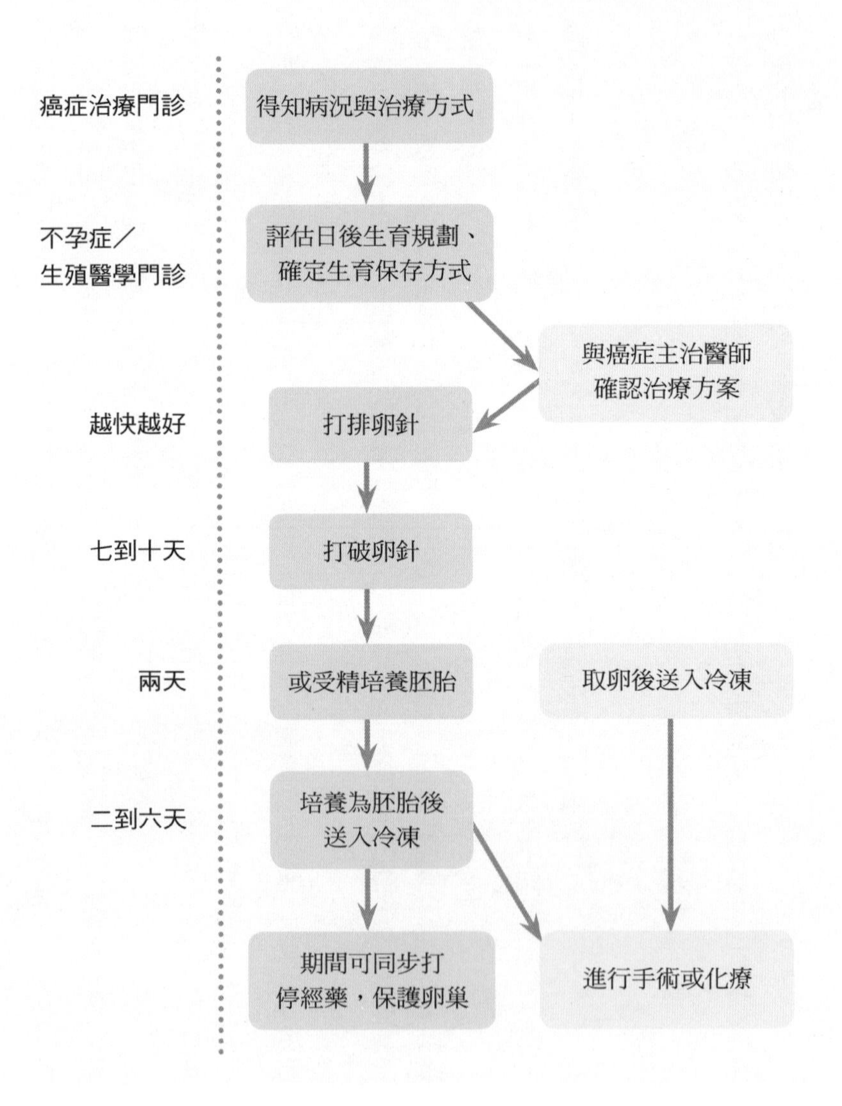
生育規劃評估流程
癌症治療門診
得知病況與治療方式
不孕症／
生殖醫學門診
評估日後生育規劃、
確定生育保存方式
與癌症主治醫師
確認治療方案
越快越好
打排卵針
七到十天
打破卵針
兩天
或受精培養胚胎
取卵後送入冷凍
二到六天
培養為胚胎後
送入冷凍
期間可同步打
停經藥，保護卵巢
進行手術或化療

生育保存，越早進行越好

年齡越高的癌友，卵子品質、數量越低，受孕難度就越高。

如果真的非常重視生育需求，在決定生育保存的方案上，就需更加積極，最好在一決定要凍卵後，就盡快進行，以免需要多次取卵，耽誤治療時程。有位乳癌病患，得知治療計劃後，在手術前就到門診準備凍卵。第一次，她只取到一顆卵，但在術後，她尚有一個月的復原時間，足以進行第二次取卵，因此趕在化療前成功取到六顆卵子。此外，冷凍胚胎的懷孕成功機率會比冷凍卵子高，因此若為已婚的婦女，不妨選擇前者。【註7】

四十歲以上，懷孕機率減半

女性一生可排出的卵子量是固定的。當卵巢發育成熟時，卵巢可產生的卵子總量約一百萬顆左右，但之後便開始逐步遞減，且隨著年齡，遞減速度將越來越快。到三十七歲前後，卵子庫存量將變成兩萬多顆，到停經前，更只剩下一千顆左右。

【註7】現行法律規定，冷凍胚胎對象只限於已婚者。

此外，隨著年齡，卵子的品質也會開始下降。過去，醫界曾針對女性凍卵的難易度做過統計，三十至四十歲的女性，要取到約十五顆卵子，才有七成的機率生育成功；三十五至三十七歲，則得增為十八顆。一旦過了四十歲，即便冷凍近三十顆左右的卵子，也只有一半的機率有機會獲子。

較年輕的患者，生育能力較好，但比較容易因人生狀態尚未穩定，低估自己日後生育的意願。我曾遇過一位約二十五歲的血癌病患，在化療之前，經腫瘤科醫師建議到我的門診中進行諮詢。當時她並沒有對象，也堅決認為自己不想要小孩，最後並未採取任何保存方法。在治療兩年後，這位患者有了交往對象，又回到門診詢問懷孕的可能性。然而檢測後發現，她的卵巢已失去功能，只能考慮領養或捐卵的方式。

不過，需要提醒的是，若患者發現罹癌時，身體情況非常差，例如血癌患者的白血球數過低或過高時，可能就需要以疾病治療優先，通常醫師就不會建議病患再花兩、三週的時間進行凍卵。此外，若是病人在超音波跟抽血檢查後，發現卵子庫存量已非常低，即便多次取卵，可收集的卵子數也有限，凍卵後成功懷孕的機率也不高，在評估上就不見得非做不可。

治療後，身體恢復得差不多，就應該盡快準備懷孕。有些患者會希望花一到兩年調理身體，並無不可。但若年紀較高，若真的想懷孕，最好還是盡早開始準備，畢竟懷孕的同時也可同步調理。一般來說，醫師不會建議患者吃健康食品，但最好避免高糖、油炸的飲食，維持正常的作息與運動。

其實，隨著社會觀念的改變，生育對許多夫妻來說，並非人生必定要完成之事，在跟年輕的病患討論是否凍卵時，很多患者也還想不清楚究竟是否要懷孕。我常常會告訴大家，重點是自己與伴侶都要先認清自我。

要是感覺自己還無法評估或想不清楚，也會擔心日後有遺憾無法釋懷，那寧可先做保存，為自己多留一個選擇的機會。但如果現在傾向不生小孩，且想像到日後就算後悔了，兩人也都能坦然面對這種遺憾，那就好好地專心抗癌，未來就好好地去享受無拘無束的兩人生活。不管選擇哪一種都很好，人生是自己的，沒有標準答案。

11

罹癌仍可完成的人生重要階段——回歸職場篇

專家諮詢／宇達經貿法律事務所所長、律師 呂秋遠
摘錄／台灣癌症基金會《罹癌又怎樣》

癌症是個不可預期的疾病。罹癌後，應先建立信心，與癌症共存，讓癌症不要繼續惡化，慢慢讓自己身心回復到癌症侵襲前。這是癌友自己本身需要建立的基本信念。

透過疾病調整人生，關注自己的平衡

在生活上，我建議不要給自己這麼大的壓力，健康是最重要的。「若健康是零，沒有了

健康，乘上後面再大的數字都是零。」沒有了身體，什麼都沒有了，把焦點放在賺多少錢，你會好累。

沒了工作很重要嗎？我時常做家事訴訟，我發現人生過了四十五歲，尤其中產階級，大部分問題都不是來自工作，能否升總經理、能賺多少錢。真正的問題都是家變，跟父母關係、子女關係、配偶關係。可能來自自身，也可能是別人拖累了我們。

因此，面對癌症，你已經沒有平衡了，不該再去想工作跟身體平衡，你應該將大部分的心力，先放在自己身上，而不是怎麼保住這份工作。

我不認為癌友邊治療邊工作是好選擇，但有人考慮到需要賺錢生活，不妨先把工作做個整理，換個讓自己愉悅地工作，在少賺一點錢的情況下，把重心放在讓身體得以應付隨之而來的各種治療。也要適時尋求家庭成員的支援，千萬不要試圖隱瞞或嘗試自己平衡。一旦隱瞞，更沒有人能幫你抗癌了。

在台灣只要肯做，一個月兩萬兩千元都可以活下去，別把自己放在沒有生病的標準中。先放寬標準，等身體照顧好，隨時有機會重返職場。

簽契約之前，先確認內容對勞工是否友善？

要重返職場時，與雇主簽訂勞動契約前，也要記得確認內容是否有不利勞工之處。比如：「老闆有隨時終止定期契約的權利，但勞工想提前終止契約，卻必須經過老闆同意。」這就是不合理的契約內容。

此外，也要注意，若契約期間突然不想工作，是否須負擔違約金。罹癌後，突然要中斷工作的機會比較高，若違約金太高，就需要考慮是否適合簽約。

即使體力差，仍可要求轉調適合工作

那麼，公司可以因為員工罹癌而予以資遣嗎？當然不行。公司要證明員工不能勝任的程序，沒那麼簡單。

重點在於，癌友本身能不能勝任工作。若員工得了癌症，導致不能搬重物，員工可要求公司轉任適合癌友的工作。公司經輔導後不成，還得要再適當安排。真的不能勝任，雇主才能解僱。

而且，要證明員工在工作上不能勝任，需要有考核、警告的過程，考核不過才調整工作。若癌友告知老闆罹患癌症後，明明仍可以勝任工作，卻被要求明天不要來了，這就涉及不當解僱，癌友可以去勞工局申訴。職，要符合程序才能解僱。

這些不合理的工作職場歧視、霸凌，癌友當然要挺身面對抗議，但如果是合理轉調，甚至身體真的到了需要休養的地步，或許就要靜下來想想，是否要優先考慮暫停工作？例如癌友原先是搬運工，罹癌後因化療消耗身體大量能量，無法搬重物。經輔導轉調文書後，卻連筆都提不起來。這時，若仍堅持要公司無止盡花資源在你身上，似乎也不合理。

> 跟癌細胞作戰是長久的事，先休養身體或許才是當前要務，而不須一味執著自己為何被資遣。

只要符合《勞基法》，老闆也無法隨意開除

碰到這種情況，很多癌友會主張，以《勞基法》第十三條來捍衛自身權益。此條指出：「勞工在第五十條規定之停止工作期間或第五十九條規定之醫療期間，雇主不得終止契約。」

其實，這個援引方式是不適當的。因為第五十條指的是女性產假權益，五十九條是因職

災所致的死亡、失能、傷害、疾病等，這兩種都跟罹癌的概念不同。

有人可能會問，那是否應該在五十條、五十九條外，多增設一條明示，不能給予癌友歧視？但我認為，這種方式反而有標籤化效果，強化了癌友可能工作能力或狀態比較特殊的形象，反而影響更多雇主未來聘用癌友的意願。也因此，從目前的法律來看，《勞基法》並未針對癌友有不同處理方式，一旦進入勞資仲裁程序，乃至於到法院，處理方式與一般民眾的勞資爭議不會有太大差異。

事實上，回歸《勞基法》原先規定就足以避免癌友受到侵害了。因為依現行《勞基法》規定，若癌友病假、事假都符合相關規定，即使老闆對癌友工作成效不滿意，仍需要提出輔導改進措施或者以調職處理，循序漸進確認癌友是否沒有辦法勝任工作。如果老闆沒有漸行這樣程序，癌友可以向勞工局申訴。

由此可知，即使《勞基法》沒有特殊規定保障癌友工作權，但依現行的法律來看，公司要解僱癌友也沒有那麼容易。

癌友遭遇就業歧視，先蒐證再申訴

如果癌友評量自己的身體還可工作，但公司硬是說不行，恐構成了就業歧視，還可能涉及公然侮辱，這時，走《勞基法》伸張正義就是天經地義的事。例如，按照《勞基法》與公司的規定請假了，老闆卻對員工說：「你這個禮拜一直請病假、一直看病，真糟！

請了廢物。」這就是職場霸凌，可能涉及公然污辱。

當這些職場上的污名化、標籤化出現，或雇主、同事有霸凌舉動，第一步不要急著申訴，應開始蒐證。職場中大部分是言語訊息，蒐證容易，應先錄音、截圖各種證據後，再主張被霸凌、欺負，要求勞工局介入。

至於何時可尋求律師協助？事實上，只要發現有歧視、不公平對待、不當解僱的情況時，都可以先找律師諮詢。但這階段通常不一定提告，而是建議先蒐證。歧視跟霸凌都是持續性的，等獲得足夠的證據時，再針對歧視或者不當解僱提告。

特別提醒癌友，勞動部都有編列預算處理勞資糾紛，可以補助律師費用，癌友如面臨勞資爭議，可以到各縣市法律協助基金會洽詢。

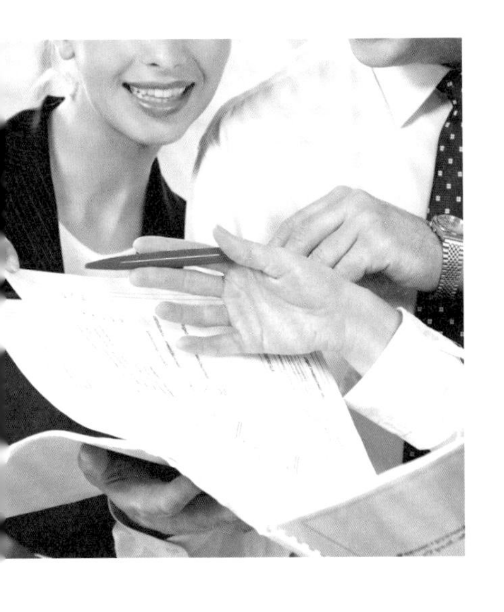

12

職能治療協助癌友重拾生活能力

專家諮詢／桃竹苗職業重建服務資源中心
主任、職能治療師 呂淑貞
撰文／謝懿安

隨著醫療科技的進步，癌症治療的存活率逐年增加，治療預後也越來越好，然而治療後所產生的後遺症與心理上的壓力，卻深深影響癌友們的生活品質。

在邁向康復的路上，職能治療雖然不是直接針對腫瘤的療程，但在癌友們承受疾病的不適，和治療所帶來的副作用時，透過各種癌症復健的技術與照護方式，協助癌友逐步恢復身心安定的生活樣貌，不僅能積極接受治療，也能進行家庭、工作、休閒娛樂等日常。

癌友復健五大處方

職能治療依據日常身體活動所需的五大部分：運動功能、感覺統合、認知功能、心理功能、社會互動做區分，並依據各項提供癌友復健處方。

一、運動功能：

無論生活或是就業，體力都要足夠才能負荷每項活動。然而，每項活動所需的體能狀況不同，例如工作而言，可分為行政文書類與勞動工作等，職能治療師透過肌力訓練、體適能訓練等，協助癌友增加活動與協調能力，使其能足以應付生活所需。

大自然具有強大的療癒力量，建議癌友能定期走入鄰近的森林步道或綠蔭公園，進行綠色養生及五感健康促進。

二、感覺統合：

有些癌友在罹癌後，會感覺自己在反應上變得比較遲緩、不靈敏，視覺、味覺、聽覺、平衡覺等功能，也會因癌別不同而有不同程度影響。也有癌友經過化療後，容易貧血、暈眩或發生周邊神經病變，於治療期間出現手腳末梢麻木、刺痛與運動神經異常等症狀。職能治療師可提供復健處方，協助感官的刺激提高其敏感度，同時透過按摩與適度將雙腳浸泡於溫水中的衛教，可緩解末梢麻痛的不適，建構兼具安全與有品質的生活。

三、認知功能：

腦部功能可能在經過治療後會受到影響。例如腦瘤病人因治療時，影響腦部語言中樞，出現失語狀況，瞭解別人表達的意思但無法回應，或是不瞭解別人的意思，自己還不斷說話，產生認知上的答非所問。其他的認知功能，如記憶力、專注度、執行力、問題解決力、反應力等，受到影響而弱化，以前馬上可以回答的問題，現在則要思考很久。

> 職能治療師會運用認知訓練的工具，協助癌友提升記憶力與專注度，慢慢將認知功能促進及活化，刺激腦部功能。

四、心理功能：

癌友得知罹癌時，經常會有否認、悲傷、自責的情緒，當失去鬥志時，生命力也會大受影響。曾有癌友退休後罹癌，原本每天帶孫子上下學是一天最期待的事，卻因為生病而剝奪了這項生活重心，心情跌到谷底，後來接受治療後，又能重新帶孫子上下學，而有了更多動力來面對疾病。

瞭解癌友的心理需求與失落，逐步教導可以堆疊滿足的能力，與填補失落的方法，進而達到與病共存的自在與豁達，也是職能治療師的角色。

五、社會互動：

當一個人罹癌後，不只身體、心理受到巨大衝擊，社交、人際關係上也備受震盪。有些癌友會擔心麻煩別人，而選擇封閉、孤立自己，即便家人、朋友好意關心，想帶他出遊，也會害怕成為他人負擔而無法盡興。職能治療師可協助瞭解癌友會造成他人麻煩與負擔的狀態，共同討論如何解套麻煩與負擔，就可減少互動的壓力，讓癌友願意重新與人、與社會連結。

善用癌症治療復健資源，擺脫病態生活

在癌症治療期間，可尋求癌症照護專業醫療團隊的協助。通常除了主治醫師外，團隊中也包含復健科醫師、物理治療師、職能治療師、營養師、護理師、社工師等專業成員。

除了住院復健外，還有診所的門診復健、居家復健等選擇。

尤其需要長期復健時，以距離近、方便抵達，能夠長期配合的選擇為佳，並於就診前確認是否有提供癌症復健項目。

職能治療師的專業，在於根據病人家庭狀況、工作情境，設計個別化之復健計劃，亦能夠運用教學方法與設計輔具，幫助病人減輕疲勞，以減少執行某些特定任務時，所耗費之體力，透過職能治療的協助，讓癌友能及早恢復生活及工作能力，確保安全且有品質的身心安定好生活。

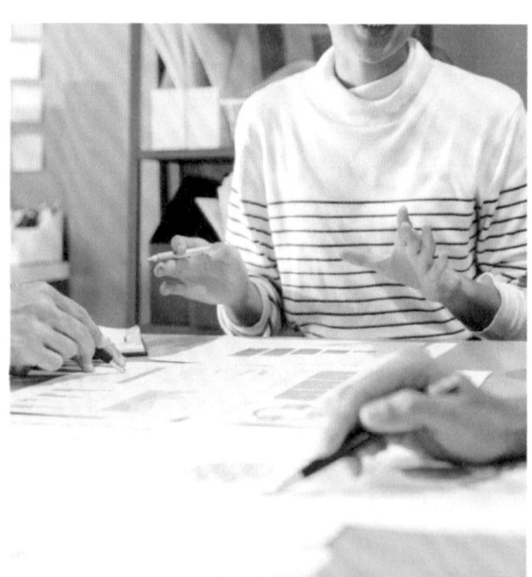

III

癌活得好！罹癌後還能樂活嗎？

隨著醫療科技的快速發展之下，癌症存活率提高，越來越多癌友除了憂心復發，重返職場的過程也是困難重重，而職能治療就是重要橋樑，幫助癌友更順利地回歸職場，建立健康的生活型態，活得比過去精彩。

13

名人訪談

認真治療、用力玩，不放過任何讓自己開心的機會

名人採訪／金鐘導演 陳慧翎
採訪．撰文／林貞岑

四十七歲金鐘導演陳慧翎個頭嬌小，眨著骨碌碌的圓眼睛，總是安靜地站在一旁。話匣子打開，才發現她滿腦子奇思妙想、古靈精怪，好像奈良美智畫裡的小女孩，很難不被她獨特的豐沛能量撼動。

她是編劇也是導演，三十三歲就拿下金鐘獎最佳導演獎，執導的戲劇《媽！別鬧了》、《你的孩子不是你的孩子》、《下一站，幸福》、《那年，雨不停國》等片，題材新穎，每次都能引發廣大熱烈討論。

她從不妥協，對戲劇如此，對待癌病亦同：沒什麼能阻擋她想做的事。說起抗癌，她平靜地像在說一個時不時來造訪的好朋友：二〇一三年她確診子宮頸癌，歷經數次復發，迄今仍在治療中，「每次戲殺青之後就會復發。」她無奈笑說。

復發期間暫停工作，她奉行「認真治療、用力玩」哲學，不是在做治療，就是前往旅行的路上，疫情前一年，她玩遍了十多個國家。最近一聽說日本開放旅遊，她馬上訂好十一月的機票去日本東京看富士山跟楓葉。

「我要算準，在我治療完恢復好的正常時間，回國後馬上又要治療！」聽起來很瘋狂，不僅如此，她在治療期間，持續做菜、做麵包、捏陶，如常把生活過得有滋有味，令人忍不住讚嘆：啊，原來生病的日子，也可以過成這樣！

＊＊＊

導演是個體力活，每天要面對的成敗、壓力實在太多，不久以前，我們每天工作十八到二十小時，導演從早上六點就到現場待命，要緊繃神經，不容許放空，所有人看著你接下來要做什麼，你要發號司令。而且，做導演要跟很多人講話，我不喜歡跟太多人接觸，這是另一種壓力，每天回到家我覺得被掏空了，好累好累，所以拍戲時我會咬指甲、拔手指的肉刺直到流血，因為壓力好大。

每做完一齣戲，我會覺得：「糟糕了，我再也拍不出來了，不會有人想找我拍戲。」即使拍戲迄今十七年，得過金鐘獎、被肯定了還是一樣，我有種偽裝者心態，擔心遲早被人看出來其實我不行，每天都陷在拍不出好東西的自我責備中。

我是一個很要求的人，妥協對我來說是最難過的一件事，因為性格及工作環境特殊，壓力加倍，我覺得工作必須轉型，現在主要是做編劇及監製工作，協助導演完成目標。健康時我不停工作，總覺得自己不夠好，必須更努力工作。因為生病治療，工作被迫暫停，我反而覺得滿開心，被迫中斷是個轉機，我終於可以好好面對自己、做真正想做的事。

瘋旅遊，享受專注的快樂

我的朋友很妙，每一次我復發，大家就會相約出去玩。

上次復發（二〇一八年底）是去露營，二〇二一年是去海邊玩（註：因為呼吸太喘送急診，之後立刻做化療，來不及去露營），每次復發就先去玩，很怪吧！

二〇一九年我復發做治療，也是我最開心的一年，我去了五次日本，去京都、金澤、瀨戶內海，南法、西班牙、葡萄牙、阿姆斯特丹，還去了挪威，冰島、倫敦、愛丁堡，每個月都在不同國家度過。二〇一八年底癌症復發，隔年化療一結束就馬上出國玩，之後每個月定期回診治療打針，還好藥物對我影響不大，除了手麻腳麻，沒有什麼不舒服，因此一出院，我馬上出國去玩。那時我剛恢復單身，沒人拉得住我，我買完機票才跟大家說：「我要出去囉！」去飛驒高山是硬拉閨密陪我去過生日，頭上還戴著短短的假髮。之後朋友去法國坎城開會，我們在南法會合，自駕去亞維農玩，接著是西班牙巴塞隆那、葡萄牙里斯本然後去京都、冰島、瀨戶內海，再去英國倫敦跨年，住青年旅館或民宿，好玩得不得了。

幸好有這些回憶，當我最痛苦、疲累到下不了床、閉關休養時，可以一直翻看手機裡的照片，想到那時有多開心，玩得有多愉快，痛苦就會減少許多。

再次復發，迷上捏陶、做麵包

二〇二一年三月，《媽，別鬧了！》殺青，醫師宣告我再次復發，因為疫情不能到處跑，只能待在家，不知哪根筋不對，我開始做麵包。

做麵包很好玩，跟做陶一樣，明明很多事情過程相同，最後做出來的結果卻很不一樣。

我的麵包是看網路學的，用手揉製、用鑄鐵鍋，放新鮮無花果、核桃、堅果、起司的歐式麵包，外酥內軟很好吃，也做肉桂捲，做完後跟朋友分享。疫情期間我們常用「得來速」交換食物，我開車到朋友家樓下，打個電話他們就下來拿，不用接觸、不用下車，我用麵包交換他們自己做的麵條或青菜水果，這是我們疫情期間的小確幸。

做麵包之前，我先學會做陶。我一直很喜歡陶器，每個人擅長跟喜歡的不同，不是每個人都能耐著性子把陶做完。

我喜歡器皿，一開始想做碗盤，做一樣東西要花五、六堂課，一堂課是三個小時，時間很長，你必須要耐著性子坐在那，一直做重複的動作，然後塑形、修胚修成喜歡的樣子，細節做完要素燒，上完釉藥再燒一次，過程是緩慢且漫長的，我覺得做陶可以培養耐性，每一步都要很小心，不然就會毀了你前面的路。

做陶沒有不失敗的，這點讓我覺得很放鬆。我在工作時，可能會對某個錯誤或妥協耿耿於懷，做陶讓我釋懷，有很多事情不在掌握中，你不知道哪個環節會突然走偏，比如想像釉藥是長這樣，燒出來又是另個樣子，你會覺得它壞了、失敗了，我不會覺得失敗的作品不好，它只是出乎我意料之外，我覺得這樣也很好，下次要做還不見得做得出來。

做陶也讓我轉移注意力，做完陶要修胚，用刮刀把它修成想要的形狀，老師說，修胚時可以想像把你身上不好的東西一刀一刀刮掉，這樣做起來真的感覺很爽。

我的治療從二〇二一年持續到現在，沒有間斷過。醫師說我的身體對藥物的接受度很好，就繼續做治療。疫情期間，為了轉移注意力，追劇、看電影、看小說沒有停過，只要電影院有開我就去看，也繼續在家做陶、做麵包，生活過得很豐富。國內小旅行還是有的，去宜蘭、花蓮、台南等，想去哪就去哪。

我現在很容易會因為人家抱怨事情感到不耐煩，你好手好腳又健康，還要抱怨什麼？有時間抱怨，為什麼不去改變？沒有事情是不能改變的。

生病給我的體悟是，現代人都沒有安靜的待在現在，我們常常煩惱沒有發生的、未來的事情：我以後會怎樣？跟煩惱過去的事情，拿過去的事來煩自己，沒有人專注現在，而這個現在下一秒就過去了，如果有那麼多時間擔心未來、追悔過去，為什麼不多花點力氣專注在現在？

生病之後，我最擔心的一件事情是時間不夠用，我還有很多想做的事、很多想去的地方，我不希望時間不夠用，所以要更抓緊時間。我不能因為這個病停下來所有的事情，我沒有時間。

導演經驗分享

癌友真的沒食慾、吃不下，請不要逼他吃東西，千萬不要說：「你不吃怎麼會有體力？」、「你不吃怎麼會好起來？」、「我聽誰說吃這個會好，你試試！」家人的擔心，會造成癌友的雙重壓力，讓他們覺得愧疚、有罪惡感，生病已經夠不孝了，不吃、生氣、吵架更不孝，不要覺得癌友故意找麻煩，建議家人可以多準備幾種不同的食物，讓他們嘗試看看。

做完癌症治療後，我會有五到七天失去味覺、沒食慾，連水都不能喝，嘗試食物的結果是只能喝雪碧，以及永和和美的古早味趴噗冰淇淋，它沒有奶味，原料很純，我偏好芋頭、花生口味，每次化療完一定要買一盒回家吃。

這段時間我唯一能吃的是白粥、宜蘭的豆腐乳、朋友家做的肉鬆，以及大茂黑瓜，其他都不行，這幾天我會像變成另一個人，什麼味道都沒有、什麼味道都不對，可是過了七天以後，又什麼都能吃了，其實七天不吃不喝會瘦一點而已，是可以補回來的，真的不用太擔心。

14

預防癌症的復發

專家撰文／萬芳醫院癌症中心顧問醫師、
台灣癌症基金會執行長　賴基銘教授

癌症即使早期診斷，微小轉移早已形成

一般癌症在確認診斷時，如果腫瘤大小平均在一公分（約十的九次方細胞）時，雖算是早期發現，但「微小轉移」（Micrometastasis）其實已經存在，只是轉移仍小，無法用現有的影像檢查（電腦斷層、核磁共振、正子攝影等）去檢測出來（只能監測到〇．五公分，

約十的八次方細胞）。因為當腫瘤成長到〇．二公分大小（已有十的七次方細胞）時，就會誘導新血管增生，這時癌細胞就會透過長進去的血管跑到血流中，進而跑到全身各處，並藉以發生轉移，這就是日後復發及轉移的主因。

所以在手術後做預防性的局部放療或化療，讓微小轉移不再長大，像乳癌及大腸直腸癌的預防性放、化療，對避免復發及延長存活效果都很不錯。所有的癌細胞都會轉移，目前已知的差別在細胞的病理變化，分化好的腫瘤細胞長得慢、不易轉移，分化不好的腫瘤細胞，長得快且容易轉移，這也是為什麼有些病人會一再復發。

影像檢查無法偵測出微小轉移時，還有其他方法嗎？

現在已有一些先進精準的監測方法如：一、CTC（血液循環癌細胞）；二、ctDNA（血液循環流腫瘤基因）；三、GSK-3 α（肝醣合成激酶-3 alpha）的陽性表達，代表腫瘤微環境（Microenviroment, ME）的存在，及癌細胞與周遭ME的發炎反應。

希望用這些方法提早確認腫瘤微小轉移的存在，但健保仍未給付，需自費。

爲預防癌症的復發，我還能做什麼？

很多完成治療的癌友，常會有擔心癌症復發的恐懼，其實這種擔憂是正常的，但與其無端擔心，不如力行維持健康的方法，因為所有會增加罹癌風險的因素，也會是促進癌症復發的因子，所以還是必須持續落實癌症預防上所需遵循的原則。

多蔬果飲食，預防癌症復發

預防復發最好的飲食守則是，多吃蔬菜水果，蔬果中含有豐富的植化素（Phytochemicals），已證實可以增強免疫力、誘導癌細胞良性分化、促進癌細胞凋亡，也抑制癌血管增生、調控細胞分裂、抑制癌細胞分裂訊號的傳遞，跟抑癌藥物的原理差不多，可以說是「食物的多重標靶療法」。

台灣癌症基金會一九九九年在國內推廣「天天5蔬果」，二〇〇四年進一步倡導「蔬果彩虹579」，依照不同年齡及性別各有推薦攝取量，十二歲以下孩童每天建議攝取蔬菜三份、水果兩份，共五份（註：一份是指一個普通飯碗的量，或煮熟後剩下半碗的量）；女性建議攝取蔬菜四份、水果三份，共七份；男性則是蔬菜五份、水果四份，共九份。

特別是有癌症家族史的患者，蔬果攝取量一定要比一般人多。在此建議有遺傳或家族傾向的高危險群，調整飲食是當務之急。已罹癌的人，更要以足量的蔬菜水果來預防再發。

常有人問我，吃哪幾種蔬果最好？其實，幾乎所有蔬菜水果都有共通的成分及生物作用，每天最好吃多種不同顏色的蔬果，如果硬要說哪類最好，通常顏色越深的蔬果，具有越好的抗氧化效果，像是深綠、深紅、深紫等，但這不代表白色的蔬果不好，像白蘿蔔、高麗菜、洋蔥也有很好的抗癌成分，遵循所謂「蔬果彩虹原則」，就是紅、橙、黃、綠、藍、紫、白，多種顏色多樣化的均衡攝取蔬果，才是上策。

飲食也要注意減少油脂、少油炸；過量的肥肉攝取會增加性荷爾蒙的分泌，而增加再發及罹癌風險；想攝取足夠的纖維，例如把地瓜皮洗淨跟地瓜肉一起蒸來吃，高纖也可以促進排便，預防大腸直腸癌的發生。限制糖類攝取、控制體重，並且要定期回診、篩檢、追蹤。

規律運動可減少焦慮和憂鬱

維持規律運動，盡量減少坐著或躺著的時間，盡快恢復正常的日常活動，每週至少進行一百五十分鐘的中強度活動，或每週七十五分鐘的高強度運動，搭配每週兩天的重力訓練都是應該要遵循的守則。在選擇運動時，重要的是要考慮自己的體力和活動量，即使只是一點點的運動總比沒有好，慢慢開始並隨著時間逐漸增加運動量，都會有所幫助。

參加病友團體得到情緒支持與接納

癌友在治療之後常會有擔心癌症復發的恐懼，有些病友可以藉由專注於自己有興趣的事情來擺脫恐懼，但如果擔憂和恐懼已經嚴重到干擾日常生活，參加病友團體是一個很好的選擇。

在具有相同經驗的分享和同理心的氛圍中，放心地講出你的擔憂，可以讓你感受到獲得

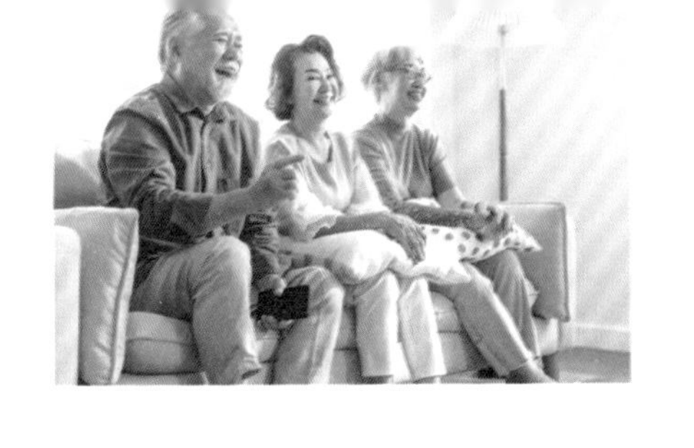

支持和被接納，得到正面的回饋。當然找心理諮商師做專業的諮詢也可以獲得同樣的效果。台灣癌症基金會有提供心理諮商服務，歡迎洽詢。

再發不可怕，活著就有希望

癌症藥物的研發日新月異，而基礎研究及臨床試驗在在顯示透過食物及有科學驗證的中草藥亦可協力抗癌。

> 不要錯過任何可以控制癌症的機會，即使再辛苦，都不要輕言放棄，只要好好做治療規劃，任何期別的癌症都還有治癒的可能。

我曾經有過幾位四期肺癌、乳癌、肝癌的患者，經過積極面對、合併適切的輔助整合治療及生活型態的調整，追蹤了十五年以上都沒再復發，由此可見，日常生活習慣改變很重要，也要對自己有信心。

此外，家人的支持也是重要的一環，癌症不是癌友一個人的單獨應戰，而是一場集體作戰，只有家人及朋友的齊心協力與支持，才能遠離頑強癌症的不斷騷擾。

15

助癌友重返職場，職能治療可扮演重要橋樑

專家諮詢／桃竹苗職業重建服務資源中心主任、職能治療師 呂淑貞

採訪．撰文／謝懿安

隨著癌症的存活率提高、罹癌年輕化等現象，越來越多癌友在治療後希望能重返職場，過程卻挑戰重重。根據台灣年輕病友協會二〇二二年調查指出，九成癌友受經濟壓力影響，期盼能回歸職場，但有五成表示雇主對罹癌史有疑慮，四成五的人因受到身體狀況的影響，難找到可配合的工作型態。

該如何協助癌友，順利回到職場？職能治療師扮演其中一項重要角色。

相對於物理治療、語言治療等復健專科，職能治療有如「生活魔術師」，著重在幫助癌友重拾獨立生活與工作的能力，透過整合性與跨領域專業，藉由適當治療、課程訓練與輔具設計來達成。

加強身體功能、重新設計職場環境，助癌友順利銜接

重返職場，可先評估自身的生理、心理與社會條件。有些癌友有經濟壓力的考量，有些則是希望透過工作重拾生活的成就感，無論是哪一項，要先接受自己的狀態已跟過去有別，不過度苛責與要求自己，是最好的起步。

舉例來說，體力變差是常見的後遺症。有些癌友在治療後體耐力不足、肌肉流失，無法負擔過往所需的工作。職能治療師可以分別就生理功能的強化，以及職務再設計，提供癌友協助。

生理功能方面，會透過運動復健，協助伸展關節與肌肉，同時搭配呼吸練習、上下肢運動，逐漸增強心肺能力與肌耐力，從輕型的工作型態，如洗毛巾、擦流理台，到負重的活動，如提水桶，逐步復健加強。

對於有摘除淋巴結及淋巴管，或局部放射線治療的癌友，為降低淋巴水腫風險，運動過程要溫和且漸進式微調，也需注意避免破皮、扭傷或拉傷。

而職務再設計的部分，則從癌友的工作流程分析，依據不同的身心狀態、職業別等，協助調整工作模式，或是利用輔具，讓癌友用更省力、安全的方式進行原本的工作。例如若是家事清潔類的工作，可以將拖把、抹布改造，使用伸縮桿加長，節省力氣；或是將工作檯調整為升降式，減少癌友久站時間，可以適時坐下工作。

目前勞動部勞動力發展署也有推出「職務再設計」計劃，針對身心障礙者、中高齡者、失智症病人、聽損者等對象，協助克服工作障礙，增進工作效能，讓這些族群可以順利就業。雖然目前尚未針對癌友，但若是癌友的身心狀況符合可申請身心障礙證明之標準，也可多加運用此項管道申請補助，與專業諮詢輔導。

聆聽身體的需求，調整心態不過度勉強

有位癌友是小學老師，罹癌後返回職場，雖然體力不如從前，但仍要求自己每堂課還是要站著上課，擔心如果因需要休息而坐著教，會被家長認為不夠努力。

生病後，我們要學會感受身體的回饋並接受改變的狀態，適時提醒自己要調整心態，嘗試用最適合自己的方式去達成目標，讓自己習慣身心舒適的生活哲學。

相對地，職場環境也要能夠有包容度。有些雇主會擔心若是照顧罹癌員工，會對其他員工不公平。事實上，透過職務再設計，是可以減少這些疑慮，只要釋出小小的暖心與智慧，每個人都能有繼續貢獻的力量。

隨著癌症年輕化，職場的友善設計將更顯重要，期盼未來能受到廣大的重視，政府也能投入更多資源協助癌友重返職場。

台灣癌症基金會即將與社團法人高雄市職能治療師公會合作，啟動「癌症家庭回歸職場就業支持」計劃，透過各項專業評估包含生活品質、就業能力、身體功能測驗等，統整個案回歸職場的服務計劃。並以評估之後的計劃，依照個案期待及需求，給予短期處遇建議與專業服務介入，基金會也將進行後續個案追蹤服務，幫助癌友可以更順利的回歸職場。

16

建立生活新型態，活得比過去精彩

專家撰文／亞洲大學心理學系助理教授　方嘉琦
摘錄／台灣癌症基金會《我要活得比過去精彩》

每一位不相信自己的病友，身心都已疲累、受了傷，適應生活上、身體上、情緒上各式各樣的改變，即便努力撐住了，還是有很多自我懷疑，不確定自己是否還有能力重返職場，不確定自己是否值得被愛，也不確定是否能掌控自己的生活。

重新檢視自己的生活

我想用下列五個問題，邀請你重新檢視自己的生活，當我們對這五點越肯定，人生對我們越有求必應，會在微不足道的瑣事中，逐漸積累成更有品質的生活。

1、你是否有意識地過好每一天？

2、你是否持續在成長與學習上，感受喜悅？

3、你是否全心投入與家人情感上的交流？

4、你是否每天身心力行地愛自己？

5、你擁有對自己而言，有意義的信念了嗎？

檢視這趟旅程的收穫

其實我們變得更好、更強大了

羅癌是一段誰也不想開始，卻又迫於無奈的冒險旅程，若我們把它視作旅程來看，在旅程中的每一段經歷，我們大概都會很想問問自己：「從中得到了什麼樣的收穫？」

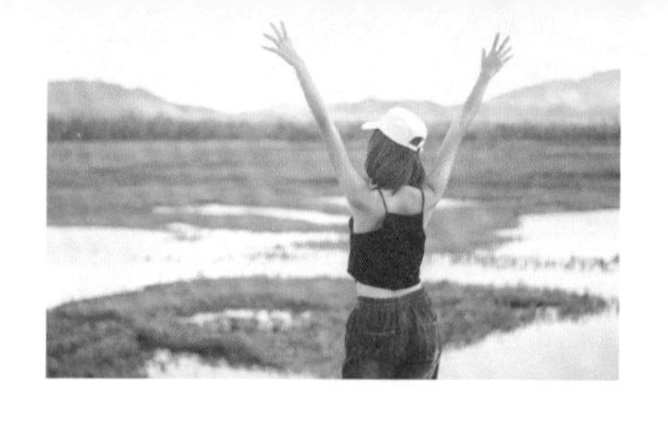

不想讓每一段經歷就那樣平淡無奇地流逝，也想檢視自己是否變得更好。在諮商中常會有個案來尋求支持自己的力量，他們會說：「我覺得自己很沒用，我不確定可以渡過下一次的難關，可以教我怎麼做嗎？」

而我總是坦白：「一直以來都是你在教我，怎麼做可以渡過下次難關，多少人可以撐到現在？我可能做不到，但你做到了，你卻認為自己沒用，如果你認為自己沒用，我都不敢說我是有用的了。」

因為生病而缺乏自信，再加上負面情緒的不適，沒有發現自己在冒險旅程中，變得更好、更加強大的癌友比比皆是，我們都很需要停一下腳步檢視看看。

結交一同冒險的夥伴

在這條冒險旅程上，最令我動容的是，經常看見一同努力的抗癌夥伴，不僅會分享醫療資訊，甚至哪些醫院、哪些醫師的八卦秘辛都知道，更不用說分享自身抗癌的辛苦經驗，這些都是難能可貴的打氣禮物。

每個人都是獨特且更愛自己

不諱言地說，在實務經驗中，大部分的癌友初來乍到之時，多是忽視自己需求的「好好先生」或「好好小姐」，時常沒有界線地為他人付出、不懂得拒絕別人，甚至是委屈自己配合別人的要求。

但在這條冒險旅程中，很明顯可以看見這方面的改變，包括逐漸看見自己的獨特性，又或者說看見每個人都是獨立個體，瞭解設定界線，並學習自我照顧和更愛自己，這是非常棒的一大收穫。

這趟冒險旅程還沒有結束

這趟旅程還有什麼收穫呢？不是我說了算，希望你也檢視看看這趟旅程的收穫，把這些收穫列下來，為自己驕傲。

相信自己的存在，我們值得被愛

我在一些創傷議題的演講中分享過這個故事，在一次經歷災後創傷復原的課程，現場是失去家與家人的倖存者，他們失去了依附對象、重要他人、所有愛他們的人……。帶領者邀請他們環抱自己、摸摸自己的身體，並告訴他們：「即使失去了所有愛你的人，你仍然是被深愛的，也值得被愛，而且光是你的存在，本身就極具意義，是很大的能量。」

這段話也想送給每一位，相信自己的存在本身就有很大的能量，就算現在沒有愛我們的對象，我們仍然是值得被愛的，記得要好好愛自己。

「癌」伸關懷

將服務延伸至全國83家醫院癌症資源中心，不定期的在各醫院舉辦課程講座、提供出版品、康復補助品、各項補助專案轉介與申請。

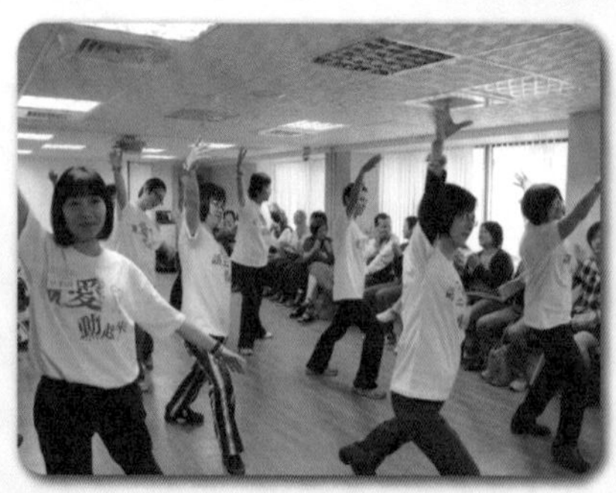

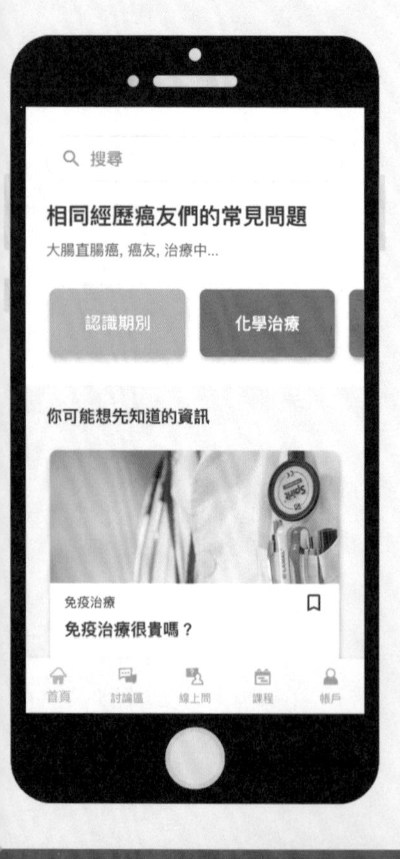

台癌e照護APP

提供線上多元的照護課程影片、癌症線上問、直播小教室等功能，打破時間與地域的限制，讓癌友及家屬能隨時隨地獲得專業諮詢與居家照護學習。

IOS下載

Android下載

台北總會：105台北市松山區南京東路5段16號5樓之2
電話：02-8787-9907 傳真：02-8787-9222
https://www.canceraway.org.tw/
高雄分會：807高雄市三民區九如二路150號9樓之1
電話：07-311-9137 傳真：07-311-9138
Email:5aday@canceraway.org.tw

台癌官網

癌症是可以預防的

#要你一起這樣做

癌症自1982年開始，即一直高居國人十大死因之首，尤其發生人口逐年增加。然而，癌症是可以預防的，必須落實健康的生活型態，才能真正達到預防的效果！

根據研究顯示：60~70%的癌症是可以預防的，其中30~40%靠飲食調整、運動及維持理想體重，30%靠戒菸及避免二手菸害。因此台灣癌症基金會提出整合性防癌觀念－「全民練5功　防癌就輕鬆」，來幫助國人遠離癌症威脅。

「5功」指的是健康生活型態的五個原則，即「蔬果彩虹579」、「規律運動」、「體重控制」、「遠離菸檳」、「定期篩檢」。只要將此五個基本功法謹記且力行，即能降低60~70%的罹癌風險，真正達到癌症預防的目的。

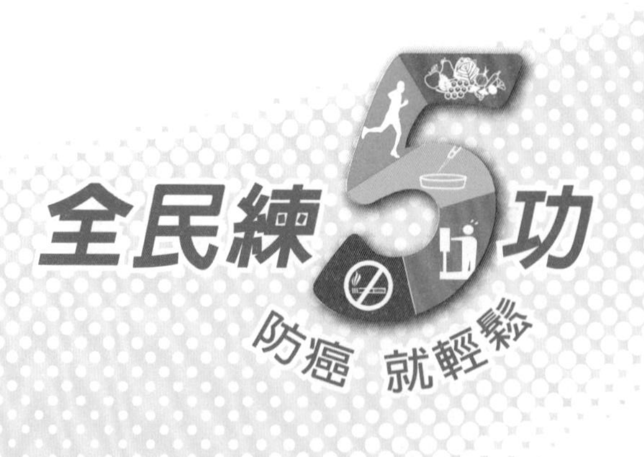

1 蔬果彩虹579
2 規律運動
3 體重控制
4 遠離菸檳
5 定期篩檢

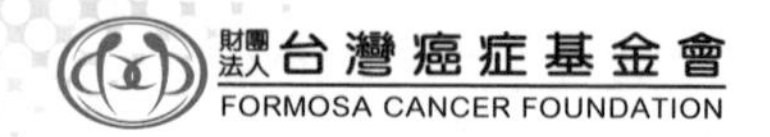

國家圖書館出版品預行編目資料

不只存活，還要樂活：翻轉癌症，抗癌力大躍進 / 財團法人台灣癌症基金會編著．-- 第一版．-- 臺北市：博思智庫股份有限公司，西 2022.12 面；公分
ISBN 978-626-96241-6-4(平裝)
1.CST: 癌症 2.CST: 預防醫學

417.8　　111015449

GOAL 41

不只存活，還要樂活 翻轉癌症，抗癌力大躍進

發行單位　財團法人台灣癌症基金會
總召集人　彭汪嘉康
總 編 輯　賴基銘｜蔡麗娟
專案企劃　馬吟津｜莊婷蓉
專家協力　黃君聖｜鄭欣宜｜方進隆｜薛光傑｜莊麗真｜曾雅欣｜平　路｜方嘉琦｜張家崙｜周宏學｜尤星策｜呂秋遠｜呂淑貞｜陳慧翎｜賴基銘
文字協力　趙　敏｜莊婷蓉｜謝懿安｜林貞岑
文字校對　游懿群｜莊婷蓉

編　　著　財團法人台灣癌症基金會
主　　編　吳翔逸
執行編輯　陳映羽
專案編輯　千　樊
美術主任　蔡雅芬
媒體總監　黃怡凡

發 行 人　黃輝煌
社　　長　蕭艷秋
財務顧問　蕭聰傑
出 版 者　博思智庫股份有限公司
　　　　　財團法人台灣癌症基金會
地　　址　104 台北市中山區松江路 206 號 14 樓之 4
　　　　　105 台北市松山區南京東路五段 16 號 5 樓之 2
電　　話　(02) 25623277｜(02) 87879907
傳　　真　(02) 25632892｜(02) 87879222

總 代 理　聯合發行股份有限公司
電　　話　(02) 29178022
傳　　真　(02) 29156275
印　　製　永光彩色印刷股份有限公司

第一版第一刷　西元 2022 年 12 月

定價 280 元　ISBN 978-626-96241-6-4　

◎本書如有缺頁、破損、裝訂錯誤，請寄回更換
◎本書部分經費由勞動部、教育部、衛生福利部國民健康署補助

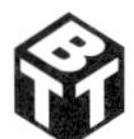

博思智庫股份有限公司
博思智庫粉絲團　Facebook.com/broadthinktank

《抗癌鬥士故事系列16》

不只存活，還要樂活

翻轉癌症，抗癌力大躍進

財團法人台灣癌症基金會 編著

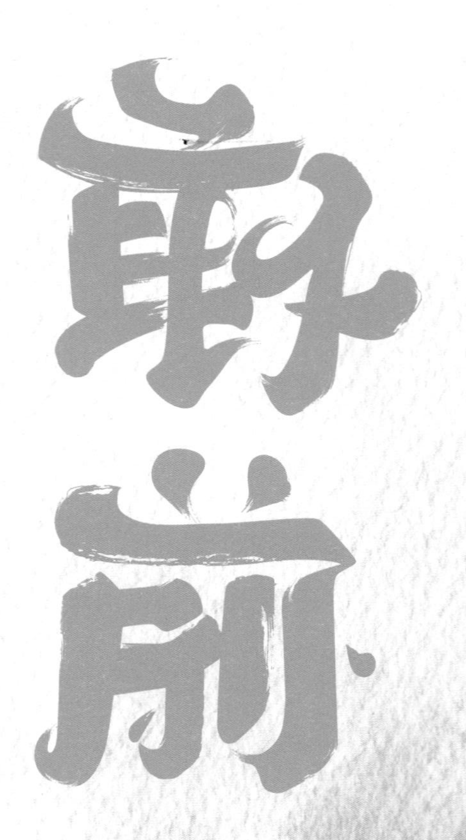

「翻轉」癌症，勇敢向前（敢前）

未來始於當下，我們能做的，就是堅持勇敢向前！
面對生命中的各個「逗點」，都將是翻轉未來的「支點」。
期許我們一起守護健康，奔跑過昨天的自己！

設計／世界第一個漢字翻轉發現者 林國慶老師